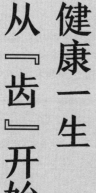

健康一生
从「齿」开始

主编 梁景平

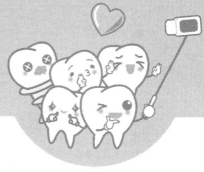

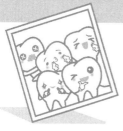

上海交通大学出版社
SHANGHAI JIAO TONG UNIVERSITY PRESS

内容提要

本书汇集了上海交通大学医学院附属第九人民医院十余位具有多年临床经验的牙体牙髓科医师撰写的近百篇文章。文章通过简单通俗的语言向读者介绍了口腔各种常见病的病因、临床表现、预防及治疗方法。全书内容翔实、图文并茂，涵盖了口腔医学各专业的内容，适合各年龄层次，尤其对中老年人在牙科治疗过程中经常遇到的问题逐一进行了讲解，是一本集预防、保健和治疗为一体的牙科科普图书。

图书在版编目(CIP)数据

健康一生 从"齿"开始/梁景平主编. —上海:上海交通大学出版社,
2019(2021重印)
ISBN 978-7-313-21858-2

Ⅰ.①健… Ⅱ.①梁… Ⅲ.①牙—保健—基本知识
Ⅳ.①R78

中国版本图书馆 CIP 数据核字(2019)第 185304 号

健康一生 从"齿"开始

主　　编：梁景平
出版发行：上海交通大学出版社　　　地　　址：上海市番禺路 951 号
邮政编码：200030　　　　　　　　　电　　话：021-64071208
印　　制：苏州市越洋印刷有限公司　经　　销：全国新华书店
开　　本：710mm×1000mm　1/32　印　　张：7.75
字　　数：112 千字
版　　次：2019 年 9 月第 1 版　　　印　　次：2021 年 3 月第 2 次印刷
书　　号：ISBN 978-7-313-21858-2
定　　价：29.80 元

编委会

主　编　梁景平

副主编　黄正蔚

编　委（按姓氏笔画排序）

　　　　孔方圆　朱　青　刘　佳　李婷婷

　　　　邹　岩　张佳钰　黄　红　黄莉莉

　　　　黄　婧　康琼屹　潘悦萍

前　言

健康，是人类永恒追求的主题，而牙齿的保健在人一生的健康中具有重要的地位。每个人从出生6个月起，一直到生命的终结，牙齿保健应始终陪伴左右。"有牙身体才好"是人们常讨论的话题。

世界卫生组织（WHO）在多年前就提出了"8020"健康要求，即80岁的老人至少应有20颗功能牙（即能够正常咀嚼食物、不松动的牙），这是身体健康的标志之一。而在人的一生中，先天因素在牙齿的生长、发育及保护中起次要作用，而牙齿的自我保健和预防起主要作用。由此可见牙科的保健极为重要。

本书由上海交通大学医学院附属第九人民医院多位拥有硕士、博士学位的教授、副教授及讲师，利用业余时间，结合临床医学知识、临床经验而编写，涵盖了口腔各科常见病和多发病的病因、症状、预防及治疗的口腔医学知识，结合漫画，从形式到内容,深入浅出、精炼明晰、通俗易懂,相信会让各位读者爱不释手,成为他们牙病预防、治疗的好帮手。

藉此书即将出版之际,特向撰写本书的各位医师、同道表示诚挚的谢意,你们付出的辛勤劳动是为社会、为群众所做的一项有意义的慈善事业,功不可没。在此感谢"常笑健康"对于本书的出版给予的大力支持。与此同时也衷心祝愿各位读者通过对此书的阅读和理解,能够掌握口腔常见疾病的自我保健知识,让健康从"齿"伴您一生,让您永葆青春!

为广大人民的口腔健康进行科普知识普及是我们孜孜以求的目标,但同样这也是一个漫长而持续的过程,我们力求完美呈现,但不足之处难免,恳请各位读者对我们在编写过程中出现的问题给予批评和指正,以期在再版和后续作品中提升。

主编 梁景平

目 录

6　中年期

7　老年期 178

1 无牙期

1.1 口腔感染了白色念珠菌应该如何应对?

小华上个月刚刚当上妈妈,一家人沉浸在喜得贵子的喜悦中。前几天她突然发现宝宝的口腔黏膜上出现了一片片白色的东西。她尝试用纱布拭去,但发现这东西很难擦除,而且宝宝最近喝奶时好像很烦躁,经常哭闹。一家人就心急火燎地带着小宝宝到医院就诊,医生看后,告知这是宝宝感染了白色念珠菌所致。

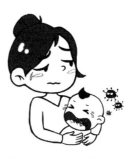

白色念珠菌是一种真菌,是致病性念珠菌中最主要的一种。婴儿口腔感染了白色念珠菌后主要表现为口腔内出现成片的、凝乳状的白色斑块,因此又称为"鹅口疮"或"雪口病"。这些斑块不易拭去,拭去后暴露的黏膜面可能出现糜烂和轻度出血。患儿可能出现烦躁不安、啼哭和哺乳困难等,有时还会伴有轻度发热,但一般全身症状较轻。新生儿和6个月以内的婴儿最容易罹患此病。新生儿患此病的主要途径是母亲在妊娠期间阴道感染了白色念珠菌,分娩时新生儿通过产道而感染。婴儿出生后感染主要是由于妈妈的乳头或奶瓶等没有消毒干净,加之婴儿唾液分泌量较少,且缺乏抗真菌成分,因而有利于白色念珠菌的生长。有研究表明,人工喂养的婴儿较纯母乳喂养的婴儿更易患此病。因为奶粉中含有大量的乳糖会降低口腔内的pH值,有利于真菌的繁殖;同时,人工喂养所用的奶嘴较硬,容易损伤宝宝稚嫩的口腔黏膜,让真菌能够定植。

但并不是所有宝宝口腔内的白色斑块都是感染了白色念珠菌,有些可能仅仅是刚喝完奶后遗留的奶渍,这两者如何区别呢?正常的奶渍可能只出现在舌背上,白白的一层,用消毒棉签或干净的纱布轻轻一擦就没了,黏膜不会有任何损伤,而且宝宝也不会有任何不适。而感染白色念珠菌后,由于真菌菌丝深入黏膜内,因此较难拭去,即使拭去了也会遗留创面,婴儿可能会出现烦躁、啼哭、拒哺等。

一旦确诊了白色念珠菌感染,我们该如何应对呢?由于白色念珠菌很怕碱性环境,我们可以用1%～2%的碳酸氢钠溶液轻轻擦拭患儿口腔,每2～3小时一次,使口腔保持碱性环境,从而抑制白色念珠菌的生长。如果是母乳喂养的话,建议同时擦拭妈妈的乳头并及时更换内衣,以消除感染源。一般症状较轻的患儿可以在2～3天内治愈,但仍然需要继续用药数日,以防复发;也可以使用0.05%的龙胆紫溶液擦拭口腔,但由于使用后会染色,会影响对损害的观察;此外,还可以使用制霉菌素混悬液涂布口腔,效果也很理想;对于症状较为严重的患儿,可以口服克霉唑,它的毒性较低,口服后可以迅速吸收并进入黏膜和唾液中,使真菌细胞膜破损,导致真菌死亡。值得注意的是,在药物治疗的同时家长必须注意自身的卫生以及宝宝哺乳用具的消毒。

1.2 婴幼儿为什么会出现口腔溃疡?

小华的宝宝已经6个月了,最近开始长牙了,看着宝宝下颌两颗小小的、刚刚萌出的小牙齿,小华觉得很开心,宝宝马上就能咀嚼食物啦！可是这几天她发现宝宝的舌头下面红红的,出现了 2 个小溃疡,导致宝宝经常哭闹不止,小华不知道应该怎么办,只能到医院寻求医生的帮助。

医生解释说,婴幼儿口腔内出现的溃疡主要是局部的机械刺激和自身的不良习惯所导致的创伤性溃疡,除了局部的对症治疗外,最重要的是要消除引起溃疡的局部刺激因素以及纠正自身的不良习惯。

婴幼儿期的创伤性溃疡中有 2 类比较特殊的溃疡,分别是 Riga-Feda 溃疡和 Bednar 溃疡。Riga-Feda 溃疡也称为李-弗病,是指专门发生于婴儿舌腹的溃疡,也就是小华宝宝得的这种溃疡。引起这种溃疡的原因主要有两个:一个是由于新萌出的下颌乳中切牙的切缘较为锋利,锋利的切缘与舌系带不断摩擦而发生溃疡;另一个原因是舌系带过短,或下颌乳中切牙萌出过早,即使是正常的吮吸动作也可能引起溃疡。这种溃疡一般位于舌系带中央的两侧,左右对称。由于经常受到摩擦刺激,溃疡面会不断扩大,时间长的话容易变成肉芽肿,影响舌的运动。针对这种溃疡,除了局部用药外,若是由牙齿边缘过锐引起,则需调磨牙齿;若是由舌系带过短引起,则需做舌系带修整手术,以免再发。如果溃疡严重的话,可以适当改变喂养方式,尽量减少吸吮动作,促进溃疡的愈合。

Bednar 溃疡也称为贝式口疮,主要是因为婴儿上腭黏膜较薄,常因吸吮手指、奶嘴或玩具时过度摩擦,或在使用纱布清理口腔黏膜时用力不当,造成上腭黏膜损伤,引起溃疡。

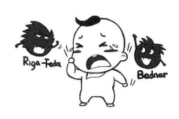

有些较大的儿童会出现一些不良习惯,如习惯性地咬舌、唇、颊等软组织,或用铅笔等异物戳这些部位,从而引起"自伤性溃疡"。有些儿童由于乳牙龋坏没有及时治疗,牙体出现缺损,形成过锐边缘,从而刺激黏膜形成创伤性溃疡。

溃疡的治疗原则是消炎、止痛、促进愈合。创伤局部可以用 1% 的龙胆紫溶液或其他具有收敛、消炎、止痛作用的药物涂擦,切忌使用具有腐蚀性的药物。在这里大家要千万记住一点,这也是最为关键的:必须要把引起溃疡的局部刺激因素除去,并纠正自身引起溃疡的不良习惯,只有这样才能使溃疡完全愈合。否则光靠局部药物治疗,可能会引起溃疡的反复发作,使其迁延不愈。

 1.3 感染单纯疱疹病毒后应该怎么办?

最近小华碰到了一件很郁闷的事情。上周末家里来了很多亲戚,看到小华虎头虎脑的大胖儿子,个个争相抱他亲他,宝宝也不怕生,谁抱要谁,逗得大家都嘻嘻哈哈的很开心。谁知接下去没过几天,宝宝口角突然出现了一些小水疱,伴有破溃,一家人只好到医院看看是怎么回事。

医生说,这是宝宝感染了单纯疱疹病毒引起的。单纯疱疹病毒,英文简称 HSV,主要分为两种类型:HSV-Ⅰ和 HSV-Ⅱ。临床上婴幼儿感染的主要是 HSV-Ⅰ型,多发生于 6 岁以下儿童,特别是出生 6 个月至 3 岁的婴幼儿更为常见。多数婴儿出生后就有对抗 HSV-Ⅰ的抗体,这是来自母亲的被动免疫,4～6 个月时这些抗体逐渐消失,因此6 个月前的婴幼儿不容易感染 HSV-Ⅰ。婴幼儿感染单纯疱疹病毒的途径主要是由患有口腔单纯疱疹的患者或病毒携带者与婴幼儿亲密碰触,通过接触其飞沫、唾液或疱疹内液体等方式而感染,新生儿还可能在通过感染单纯疱疹病毒的母亲产道时而传染上。感染 HSV - I 后的患儿一般有 1 周左右的潜伏期,随后突然发病。前期可出现唾液增多、流口水、烦躁不安、拒绝进食等,有时出现高热、淋巴结肿大、咽喉部疼痛等症状。这些全身症状往往在出现口腔损害后逐渐消退。口腔黏膜及口周皮肤早期表现为充血、水肿并出现红斑,然后在红斑的基础上出现针头大小或直径约 2 mm 数量不等的小水疱,这些小水疱通常都成簇出现。由于婴幼儿口腔黏膜上皮很薄,疱壁很容易破裂,因此我们经常能看到的是成片的溃疡而不是这些小水疱。单纯疱疹病毒有自限性,感染单纯疱疹病毒后,身体会产生相应的抗体,这些症状会随着患儿体内抗体的产生而逐渐消退,一般在 7~14 天临床症状就会消失,溃疡愈合面不会遗留瘢痕。目前尚没有一种治疗单纯疱疹病毒感染的特效药,临床上主要是对症治疗为主。

　　HSV - I 引起的疱疹性龈口炎预后一般较好,但有极少数患儿,如早产儿或全身虚弱、极度营养不良者,可能会出现脑炎、脑膜炎以及其他一些会危及生命的并发症。同时,即使病损部位已经愈合,还是有 30%~50% 的患儿以后可能会复发。因此,对于 HSV-Ⅰ我们更应该重视的是如何预防感染,而不是等到感染后再治疗。由于儿童初发者症状比较严重,因此在托儿所或幼儿园等儿童聚集的场所,一旦出现本病应立即做好消毒隔离工作。除隔离患儿外,还要勤晒衣服被褥,消毒食具、玩具,房间通风换气等。若是家人或亲戚感染 HSV-Ⅰ后,应避免直接接触小儿,要做到不亲吻宝宝,不给宝宝口对口喂饭,不用嘴巴吹凉宝宝食物,不与宝宝共用餐具,不与宝宝共用牙刷、牙膏等。

1.4　什么是手足口病?

小华的宝宝 3 岁多了,已经上幼儿园了。上周他们班有 2 个小朋友被确诊为手足口病,然后他们班级就被关闭隔离了。小华很担心自己的宝宝会不会也被传染到,但缺乏这方面的知识,因此想了解一下手足口病的相关情况。

手足口病是一种儿童传染病,又称为发疹性水疱性口腔炎,主要通过消化道、呼吸道和接触传播。这种疾病以手部、足部和口腔黏膜出现疱疹或疱疹溃破后遗留的溃疡面为主要特征。它是由多种肠道病毒感染引起的,其中最常见的是柯萨奇 A-16

型病毒和肠道病毒71型。柯萨奇 A-16 型主要在婴幼儿中流行,而肠道病毒则主要在较大儿童和成年人中流行。我国目前较常见的是柯萨奇 A-16型病毒引起的手足口病。若是幼儿不幸感染了手足口病,家长也不用太担心,因为手足口病的症状较轻,预后较好,一般对症治疗就行。问题的关键其实是如何防止感染该病。

手足口病主要发生在 5 岁以下的婴幼儿群体中,托儿所和幼儿园等机构是该病的主要传播场所。手足口病可以发生在一年四季,但在夏天是最易流行的。该病的潜伏期一般为 3～4 天,多数没有明显的前驱症状而突然急性发病,常伴有 1～3 天的持续低热、口腔和咽喉部疼痛不适或出现感冒、咳嗽等。皮疹多数在症状出现的第 2 天显现出来,主要表现为手指、足趾背面以及指甲周围出现玫红色的斑丘疹,1 天后形成小水疱。如果小水疱不破溃感染的话,一般在 2～4 天内就会愈合。口腔黏膜上的疱疹一般与皮疹同时出现,也可能稍晚1～2 天出现。口内的疱疹极易破溃形成糜烂面,患儿常出现烦躁不安、流口水、拒绝进食等现象。本病的整个病程约 5～7 天,个别可达 10 天。一般均可自愈,预后良好,较少复发,极个别患儿可能会出现心肌炎、肺水肿、脑膜炎等严重并发症。

一旦婴幼儿出现上述疑似症状,不要去托儿所或幼儿园等孩童聚集的场所,避免与其他小儿接触,以免造成大范围的传染,并应尽快去医院就诊以确诊是否为手足口病并进行治疗。托幼机构也应每天密切观察幼儿的体温、双手和口腔,一旦发现疑似患儿应立即予以隔离,同时注意餐具和玩具等的消毒。

我们在手足口病高发季应该如何进行预防呢?首先,要让宝宝勤洗手,饭前便后以及外出归来时应立即用肥皂或洗手液洗手,不要养成揉眼睛或拿手擦衣服的习惯。拿出去的玩具记得要消毒,不要与别人共用餐具。其次,居室要经常开窗通风,衣物被褥等经常洗晒,记住阳光是很好的天然消毒剂。此外,还应避免带宝宝去人群密集场所,如游乐园、商场、电影院等。还应避免与其他怀疑感染手足口病的宝宝一起玩耍,减少被传染的机会。最后,我们还应该加强宝宝自身的抵抗力,给予宝宝全面的营养以及足够的休息,防止过度疲劳而引起抵抗力的下降,不给病毒有可乘之机。

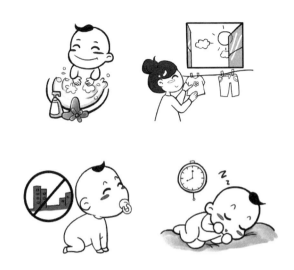

1.5 得了"地图舌"应该怎么办?

最近小华发现她家宝宝的舌头上出现一块红一块白的不规则斑块,而且形状经常会变,往往睡了一觉之后形状就变了,但看宝宝的精神状态都很好,吃东西也和以前一样,她很害怕,不知道这是什么疾病,应该怎么处理。

这可能是"地图舌"的表现。地图舌是一种浅表性非感染性的舌部炎症,形态各异,因为它的病

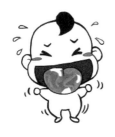

损区看上去像地图,因此得名。由于地图舌的病损形态和位置经常发生变化,因此又被称为游走性舌炎。地图舌的治疗原则是分析其有关的发病因素,尽可能地去除这些因素的影响,局部对症治疗即可。

地图舌是儿童常见的舌部黏膜疾病,特别是在婴幼儿群体中,发病率约为 3%～5%。该病的病程较长,可达数年,一般在幼儿期后会渐渐消失。地图舌主要表现为舌背部丝状乳头(舌头表面的细小突起)的剥脱,好发于舌尖、舌缘和舌背的前部。丝状乳头剥脱区呈圆形、椭圆形或不规则的红色斑块,斑块周围丝状乳头增殖形成白色或黄白色的弧形边界,宽度为 2～3 mm,与周围正常黏膜形成清晰的边界。红斑和边缘可不断地变化形态并改变所处位置。损害区移位后,原部位能够自行愈合,昼夜间因一边扩展一边修复,犹如"游走"。患儿一般没有明显的自觉症状,但如果合并真菌感染或有继发感染的话,则会有烧灼样疼痛或钝痛。地图舌有间歇缓解期,发作后具有自限性,一般 3～4 天或更长时间后,黏膜即可恢复如初。

地图舌多发生于体质虚弱的儿童。它的确切病因尚不明了，可能与疲劳、营养缺乏、消化功能不良、牙齿萌出期的局部刺激和口腔内其他病灶的刺激等因素有关。由于本病预后较好，且无明显不适感，因此一般不需治疗。如果局部合并真菌感染，则可以局部对症治疗。

纠正与地图舌有关的发病因素可以减少它的复发次数，缓解病情。儿童胃肠道疾病可能导致营养不良、缺锌、低体重等。尤其是缺锌会引起黏膜的增生和角化不全，这也是形成地图舌的重要因素。针对缺锌的儿童，我们可以食用富含锌的食物，也可遵医嘱适当补充锌剂。另外，我们还应注意饮食卫生和营养均衡，避免摄入致敏和刺激性食物，以免引起消化不良。有些患儿的精神可能会经常处于紧张和恐惧状态，我们应进行有效的心理疏导，缓解患者的心理压力。对于口腔内的局部病损，我们也应当积极治疗。这些措施均能有效减少地图舌的复发。

1.6 口腔里长了"马牙"应该怎么办?

刚刚出生没多久的宝宝的牙槽黏膜上长了几

个白白的小点,家里老人说这是"马牙",要马上挑掉,否则不利于宝宝的生长。但有些人又说这个不能挑掉,否则会引起感染。那么"马牙"到底需不需要挑掉?为什么宝宝口腔里会长"马牙"?我们应该如何应对它?

很多妈妈可能会发现,宝宝在出生数周后,口腔内上腭中线两侧或牙龈边缘处出现一些白色或白黄色类似于牙齿的小点,这些就是我们俗称的"马牙",也称为"板牙"。那么,"马牙"是怎么形成的呢?原来,在胚胎第 5 周的时候,牙板末端细胞增殖分化形成乳牙胚,当乳牙胚发育到一定阶段时,牙板就会破裂而被吸收,有些没有被吸收的残余部分会逐渐增生并发生角质化,形成临床上我们常见的上皮珠,也就是"马牙"。

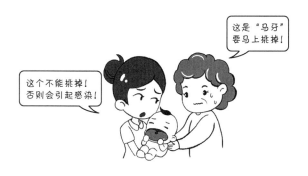

"马牙"对宝宝有什么危害吗?长"马牙"其实是婴儿的一种正常生理现象,在新生儿中是普遍存在的。如果宝宝出生后几周内不长"马牙",那么今后一般就不会再长了。"马牙"不会对婴儿造成任何不良影响,不会引起疼痛,也不会影响哺乳以及今后的牙齿发育。"马牙"无需任何治疗,随着婴儿的生长发育,一般2周~2个月就会自行脱落或吸收。个别营养不良的宝宝可能脱落的时间会稍微延长。如果"马牙"长得过大,影响宝宝喝奶,那么就要到医院让医生进行处理,切忌自己用针挑去或用蛮力拭去。因为婴儿口腔内黏膜很脆弱,黏膜下血管又很丰富,抵抗力又较差,在没有经过严格消毒的情况下贸然去除"马牙"会损伤婴儿娇嫩的黏膜,病原菌一旦进入损伤区域就会引起感染,并且感染容易沿着血运扩散至全身,严重者甚至会引起败血症,危及宝宝的生命,造成不可挽回的局面。因此,家有新生宝宝的家长,尤其是由老人照看婴儿的,一定要对"马牙"有所了解,不要盲目听信传言,切忌随意除去"马牙"。

1.7 小孩是否需要剪舌系带?

听人说小孩出生后应该尽快剪舌系带,这样以

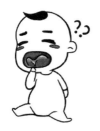

后讲话会早,而且会发音清晰。那么小孩子的舌系带到底要不要剪?剪舌系带的适应证又是什么呢?

一般来说,只有舌系带过短而影响哺乳和讲话时才需要剪,并不是所有婴儿一生下来就需要剪舌系带的。剪舌系带与小孩何时开始讲话是没有任何关系的,而且也不是剪了舌系带就一定会让小孩发音清楚。如果经过医生诊断,确诊为舌系带过短,则应该在小孩能够配合的情况下,尽早剪去舌系带。

舌系带是一条连接口底和舌腹的筋膜。在新生儿时期,舌系带可附着延伸到舌尖或接近舌尖的地方,并呈紧张牵拉状态,呈现"舌系带过短"的表象,但这是暂时性的生理现象。随着年龄的增长以及乳牙的萌出,舌系带会逐渐向舌根部移动,一般到2岁左右,绝大部分儿童的舌系带均会远离舌尖。

正常的舌系带能够使舌头活动自如,舌尖能自然地伸出口外,向上能舔到上颌牙齿和上唇,向下能舔到下唇缘。如果舌系带过短,那么舌头不能自由前伸,伸出后向下没办法超出下唇缘,在口腔内向上不能碰到上腭;同时,舌头伸出后会呈现"W"形。

那么,舌系带过短会有什么影响呢?首先,婴儿期可能会出现吸乳困难,吸乳时由于舌头无法很好地裹住妈妈的乳头而导致漏奶。其次,儿童会出现口齿不清的现象。由于舌头活动受限,向上无法顶至上腭,因此无法发出卷舌音和腭音,还有可能由于舌系带过短导致舌系带不断与下前牙摩擦,引发舌系带溃疡。此外,舌系带过短还会造成下前牙牙缝过大,引起牙列不齐。

一旦确诊了舌系带过短,何时进行手术比较适宜呢?目前普遍认为,为了不影响患儿形成正确的发音习惯,同时能得到患儿尽可能的配合,一般在学龄前进行手术比较理想。如果是婴儿期因舌系带过短造成哺乳困难或出现溃疡等,则建议尽早手术。那么剪去舌系带后小孩发音是否一定会变得清晰呢?这要看引起小孩发音异常的原因是什么。听力障碍、智力发育迟缓、舌系带过短以及语言环境的影响均会导致小孩口齿不清。明确原因后,如果是舌系带过短引起的,除了剪舌系带外还应配合语音训练。有研究表明,舌系带过短引起的语言障碍靠单纯手术治疗仅有30%的儿童能恢复正常,而配合语音训练,则这一比例可提升至 95％以上。因此,我们建议舌系带术后应尽量配合语音训练来纠正儿童的口齿不清。

2 乳牙期

2.1 乳牙萌出的时间与顺序是怎样的?

小苏夫妇去年顺利晋升,成为新手爸妈,对宝宝百般呵护,营养方面更是毫不怠慢,把宝宝照顾得白白胖胖,招人喜爱。可是有一件事情近期对小苏夫妇造成了不小的困扰。小苏家宝宝已经11个月了,可迟迟不见有牙齿长出来,而隔壁邻居家的小宝,5个月不到就看到下面的牙齿长出来了,小苏夫妇有些焦虑。宝宝不存在缺钙的情况,那为什么一直不见牙齿长出来,到底宝宝的乳牙正常的萌出时间和顺序是怎样的呢?

乳牙的萌出是一种较为复杂的生物过程,有着一定的遗传因素。一般而言,儿童在6~8个月开始萌出第一颗乳牙,但因个体差异的存在,临床上一般认为儿童1岁左右出牙均在正常生理范围内。牙齿萌出的时间存在着个体差异,这些差异是由多种因素的影响造成的,有遗传因素的影响,如种族、性别等;有环境因素的影响,如气温、营养、疾病等。正常情况下,女孩比男孩牙齿萌出的时间早。营养良好,身高、体重较高的儿童,比营养差,身高、体重低的儿童,牙齿萌出时间早。温热地区的儿童比寒冷地区的儿童牙齿萌出时间早。

每个乳牙有一定的萌出时间,那么乳牙的萌出时间是怎样的呢? 首先我们来简单认识一下乳牙的组成。一般乳牙共有 20 颗,上颌 10 颗,下颌 10 颗。左右对称各有 5 颗,临床上的专业名称为乳中切牙、乳侧切牙、乳尖牙、第一乳磨牙、第二乳磨牙,具体位置如下图所示。

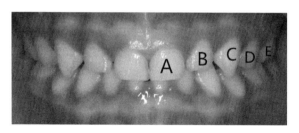

A、乳中切牙;B、乳侧切牙;C、乳尖牙;D、第一乳磨牙;E、第二乳磨牙

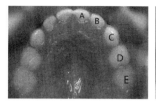 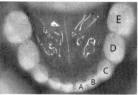

上颌图示 　　　　　　　　　下颌图示

乳牙萌出时间的分布如下表所示。

牙齿名称	提早/月		平均/月			延迟/月	
	5%	10%	30%	50%	70%	90%	96%
下中切牙	4	5	6	7.8	9	11	17
上中切牙	5	6	8	9.6	11	12	15
上侧切牙	6	7	10	11.5	13	15	21
下侧切牙	6	7	11	12.4	14	18	27
上第一乳磨牙	8	10	13	15.1	16	20	28
下第一乳磨牙	8	10	14	15.7	17	20	27
下尖牙	8	11	16	18.2	19	24	29
上尖牙	8	11	17	18.3	20	24	29
上第二乳磨牙	8	13	24	26.0	28	31	34
下第二乳磨牙	8	13	24	26.2	28	31	34

简单地说,乳牙萌出时间大致为:下颌乳中切牙在4～17个月,上颌乳中切牙在5～15个月,下颌乳侧切牙在6～27个月,上颌乳侧切牙在6～21个

上排牙

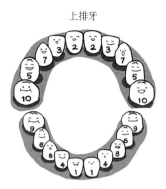

下排牙

月,下颌乳尖牙在 6～29 个月,上颌乳尖牙在 8～29
个月,下颌第一乳磨牙在 8～27 个月,上颌第一乳
牙在 8～28 个月,下颌第二乳磨牙在 8～34 个月,上
颌第二乳磨牙在 8～34 个月。

牙齿萌出有一定的顺序,萌出顺序紊乱常导致
错𬌗的发生。乳牙萌出的一般顺序为:下颌乳中切
牙→上颌乳中切牙→上颌乳侧切牙→下颌乳侧切
牙→下颌第一乳磨牙→上颌第一乳磨牙→下颌乳
尖牙→上颌乳尖牙→下颌第二乳磨牙→上颌第二
乳磨牙。当然,牙齿萌出顺序也存在一定的个体差
异,但是由于牙齿萌出的顺序与牙齿排列有密切关
系,因此,相较于牙齿萌出的时间而言,萌出顺序更

为重要。

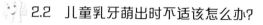 2.2 儿童乳牙萌出时不适该怎么办?

小牛家宝宝现在 6 个月了,最近小牛发现宝宝的口水特别多,嘴边一直挂着哈喇子,还滴滴答答地往下滴,常常浸湿了衣服。不仅如此,平时极其乖巧的宝宝最近常常啼哭不止,而且喜欢把手放在嘴里抓挠,小牛一家试了各种安抚方法都没有明显的效果。今天在终于成功哄睡宝宝之后,小牛发现宝宝的牙龈上有个发红的小包,这是要长牙齿了吗? 近期宝宝的不适是因为长牙引起的吗? 那后续小牛能做些什么来帮助宝宝缓解不适呢?

这些都是宝宝出牙前的一些表现。儿童在乳牙萌出前可出现口水增多的情况。这是因为乳牙萌出时刺激三叉神经,引起唾液分泌量增加,但由于儿童此时还没有吞咽大量唾液的习惯,口腔又浅,唾液往往流到口外,形成所谓的"生理性流涎"。这种现象会随着年龄增长而自然消失。乳牙的萌出可能造成牙床的不适感,为了缓解这种压力,儿童有时会把手伸到口腔内摩擦或者啃咬东西,如咬自己的手、哺乳时咬奶头、咬玩具等。在出牙的过程中,特别是长第一颗牙或者磨牙时,有些儿童还会出现烦躁、易怒、拒绝进食等情况。少数情况由于牙床的疼痛沿着神经传到耳朵及腭部,儿童会出现拉、抓耳朵或者拍打自己脸颊的现象。出牙时有些儿童还可能出现低热的情况。

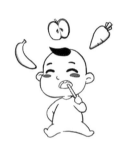

当儿童出现了出牙不适的情况,家长可以给孩子消过毒的牙胶啃咬,用以减轻其不适感。注意使用牙胶等时,家长需在一旁看护,防止意外发生。对于已经添加辅食的孩子,家长还可以把凉的香蕉、胡萝卜条、苹果条或者磨牙棒等给孩子啃咬。需要注意的是,磨牙棒必须符合安全质量标准、不易掉渣,且使用时也需家长看护,防止意外发生。

有些儿童在乳牙萌出时常可见萌出性龈炎的发生。萌出性龈炎是儿童在乳牙和第一恒磨牙萌出时常可见的暂时性牙龈炎。临床上可见沿牙冠的牙龈组织充血,一般无明显的自觉症状,可随着牙齿的萌出而渐渐自愈。萌出性龈炎的发生原因一般有以下方面:牙齿萌出时,牙龈的异样感使儿童喜欢用手指、玩具触碰或咀嚼牙床,使牙龈黏膜擦伤;牙齿萌出过程中,尚有部分残留的牙龈覆盖于牙面上,在咀嚼过程中被咬及而受伤;萌出中由于牙冠周围的牙垢、食物等堆积而感染。乳牙萌出前,临床上有时可见覆盖牙的黏膜局部肿胀,呈青紫色,内含组织液和血液,有萌出性囊肿之称。萌出性囊肿一般不会影响牙齿的萌出,若血肿破溃继发感染,或牙齿萌出受阻,应及时请口腔科医生诊治,必要时需切开,去除部分组织,使牙冠外露。

2.3　怎样的刷牙方式是正确的?

很多爸妈觉得,反正孩子的乳牙掉了会有恒牙长出来,所以不大关注宝宝的乳牙;有些家庭在儿童时期没有让孩子养成正确的刷牙习惯,有些小朋友小小年纪已经是满口烂牙,仅剩一些残冠、残根,令人触目惊心。有些人觉得刷牙很简单,牙膏牙刷往嘴里一放,直接刷就是了。但事实上刷牙并不像有些人想得那么简单,只有正确的刷牙方式才能将牙刷干净,有效地发挥刷牙的作用。那么怎样的刷牙方式才是正确的呢?

刷牙可以有效清除牙菌斑,预防口腔常见疾病,养成儿童良好的刷牙习惯。拥有一口健康的牙齿,能为孩子一生的健康打下良好的基础。对于学龄前的孩子,其稚嫩的小手还不能完成精细复杂的动作,建议家长应该帮助孩子刷牙,尤其是婴幼儿时期的孩子,家长更应该重视孩子的口腔卫生清洁。不同年龄段孩子应根据其自身情况进行口腔清洁,在乳牙萌出到乳牙列时一般可分为以下几个时期。

(1) 6～18个月:家长坐姿,让孩子躺在家长怀里,用一只手固定孩子的头部和嘴唇,另一只手拿清洁的纱布或婴幼儿专用的指套牙刷,沾温开水为孩子清洁牙齿的内外侧面。

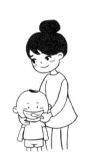

(2) 18个月～3岁:这个年龄段的孩子可以开始使用牙刷,但刷牙主要还是由家长执行。选择一个适合孩子年龄段的小牙刷帮助孩子进行口腔清洁。孩子可采用站立或坐姿,家长在孩子的背后或一侧,用一只手固定孩子头部,另一只手持儿童牙刷沾温开水为孩子刷牙。刷牙方式为:刷前/后牙外侧面、后牙内面时,使牙刷与牙面成45°,从牙龈开始,轻柔、小幅度(1 mm左右)来回刷牙4～5次,然后移动到相邻的牙齿做重复动作,两次移动区域要有重叠;刷前牙内面时,应将刷头竖起,使牙刷与牙面垂直,上下刷动;刷咀嚼面时,直接前后刷动即可。

在这个年龄段,家长应该培养孩子对刷牙的兴趣,使小朋友从小养成良好的口腔卫生习惯。

(3)3~6岁:孩子在这个年龄段,可以在家长的指导下自己开始刷牙啦。方法和上面介绍的刷牙方式相同,让孩子逐渐熟练掌握刷牙的技能,但仍需要家长的帮助才能将牙齿刷干净。

刷牙应当按照一定的顺序,每个牙面都要刷到,做到面面俱到,避免遗漏。每次刷牙时间至少2 min。家长给孩子刷牙,最好是每天吃完饭后就开始。如果做不到吃完东西后就刷牙,也要在早晚各给孩子刷牙一次,尤其是临睡前的刷牙更为重要。

除了以上介绍的牙面清洁外,孩子的牙间清洁也应该引起家长的重视。乳牙由于其特有的解剖形态特征,容易有食物嵌塞的情况发生。此外,乳牙存在生理间隙,也易引起食物嵌塞。家长及宝宝应该学会使用牙线,以便清理乳牙的邻面,保持牙间的清洁,预防蛀牙的形成。

2.4　怎样选择牙膏?

　　有一天,胡阿姨急着去上老年大学,出门前交代老伴去超市买支牙膏,家里的牙膏已经用完了。老伴来到超市,看到各式各样的牙膏,一下子蒙了,家里原来用的啥牙膏,他一时也想不起来了。这牙膏要怎么挑选呢? 在日常生活中,早晚两次刷牙已经成为最基本的生活习惯,一般人刷牙都要用到牙膏。超市的品种琳琅满目,有些大超市甚至满满两个货柜架上都是牙膏。那么我们在日常选购牙膏时有什么要注意的呢? 现在家长越来越重视儿童的口腔卫生,那么小朋友选择牙膏时又有什么需要注意的呢? 有些家长会问,是否可以让小朋友使用含氟牙膏?

　　牙膏是膏状的洁牙剂,目前已广泛使用。牙膏的基本成分包括摩擦剂、洁净剂、润湿剂、胶黏剂、防腐剂、甜味剂、芳香剂、色素和水,另外,还会根据不同的目的加入一些有保健作用的制剂。

　　(1) 摩擦剂:在一种牙膏的摩擦系统中可以加入多种制剂,使其具有清洁与磨光作用,使牙面清洁、光滑、发亮,去除色素沉着、菌斑沉积与滞留。

摩擦剂占牙膏含量的 20%～60%,是牙膏的重要组成部分。

(2) 洁净剂:又称发泡剂或者表面活化剂,占 1%～2%,可降低表面张力,增进洁净效果,浸松表面附着物,使残屑乳化悬浮,发泡利于去除食物残屑。

(3) 润湿剂:占 20%～40%,维持一定湿度,使其呈膏状,防止在空气中脱水、变干。

(4) 胶黏剂:占 1%～2%,其作用是稳定膏体,避免水分同固相成分分层。

(5) 防腐剂:其作用是防止细菌生长,延长贮存期限,并使其他成分相容。

(6) 甜味剂、芳香剂和色素:甜味剂提供易为人们接受的调味剂,必须无致龋性。这些成分共占 2%～3%。

(7) 水:作为溶媒,占 20%～40%。

一般市面上正规的普通牙膏都能起牙膏的最基本作用:清洁牙齿。选购者可以根据自己喜欢的味道进行选择。一些功效牙膏添加了某些功效成分,从而获得了相应的功效。例如抗龋的含氟牙膏,就是添加了氟化物成分。如果希望有防龋效果的话,可以选择含氟牙膏;如果需要抗敏感的话,可以选择抗过敏牙膏;如果一些人对美观要求较高,希望牙齿美白的话,可以选择美白牙膏。但对于有特殊功效的牙膏,建议在咨询牙医或者专家的意见后使用。

给孩子买牙膏到底要不要含氟?有人说1岁以下不要用含氟的,有说2岁,还有说3岁的。美国儿科医学会明确指出:一旦孩子的乳牙萌出了,就可以使用安全的含氟牙膏,每天给孩子刷两次牙。非高氟地区2岁以内的孩子,可以使用薄薄一层的含氟牙膏,挤到牙刷上大概就是米粒大小。2～5岁的孩子,牙膏用量是豌豆大小。6岁以后的孩子,用量可以适当增加。成人的牙膏用量应不多于1 cm。但如果儿童还不会吐口水、漱口,建议暂缓牙膏的使用,待儿童掌握吐口水、漱口的技能后再使用牙膏,具体年龄因儿童而异。儿童使用牙膏还是需要在家长的监护下,避免将牙膏吞入腹中。

选择儿童牙膏的小建议:①从上面的介绍中我们可以知道,当儿童学会吐口水、漱口,可以正确使用牙膏后,可以选择含氟的儿童牙膏。②对于年龄较小的儿童,尽量不选择有特殊气味的牙膏(以水果味的最多)。因为儿童虽然更容易接受这类牙膏,但这也是导致儿童吃牙膏的一个重要原因。

③不选择泡沫非常丰富的牙膏。牙膏的泡沫与其含皂量有关,多泡牙膏含皂量高,皂质在口腔唾液中容易分解成苛性碱或酯酸,不但刺激黏膜,而且破坏唾液中的酵酶,反而会影响清洁效果。④不选择药物牙膏。长期使用药物类牙膏会使口腔中的菌群紊乱,打破口腔内原有的平衡状态。而且药物类牙膏中的生物碱和刺激性物质会损害宝宝口腔内娇嫩的黏膜。

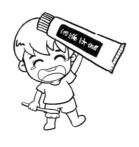
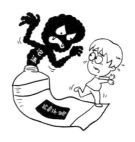

 ## 2.5　怎样选择牙刷?

　　涂涂已经 6 岁了,可是自己刷牙总刷不干净。涂涂妈妈想着是不是应该给他换一把电动牙刷,可是涂涂奶奶却表示涂涂还小,不能使用电动牙刷。到底能不能用电动牙刷呢? 涂涂一家甚是纠结。

现在牙刷已经成为日常生活中不可或缺的生活用品,每人每天都要用到。那么这么多种牙刷,我们应该如何挑选呢? 小朋友是否可以使用电动牙刷呢? 不仅是涂涂妈妈和奶奶,很多朋友应该都有这方面的困惑。

牙刷是刷牙必不可少的用具,随着时代的发展牙刷也在不断变化、改进。因年龄和口腔的具体情况不同,牙刷的设计各种各样。如儿童和成年人使用的牙刷大小不同;牙周组织的健康状况不同,使用的牙刷刷毛的软硬程度也有一定区别。选择牙刷的时候,可以选择刷头适当的牙刷,不能太大或者太小。刷头太大,有些地方可能刷不到;刷头太小,需要彻底清洁的时间就较长,有时不大容易坚持。所以刷头可以选择小头,但也别太小,一般选择长度能覆盖两个牙齿的牙刷。选择牙刷,还要注意刷毛的软硬程度。刷毛太硬,容易损伤牙体和牙龈;刷毛太软,有时不易清洁牙面上紧密附着的菌斑。除此之外,牙刷一般 3~4 个月需要更换。有些人刷牙特别用力,牙刷磨损较大,如发现刷毛变形、弯曲或者颜色变浅,就可以考虑更换牙刷了。

对于小朋友,到底需不需要使用电动牙刷,需要看小朋友刷牙的情况。如果孩子能够抓牢牙刷,通过学习掌握正确的刷牙方式,那么电动牙刷和手动牙刷的效果是一样的。简单地说,能不能刷干净牙齿,取决于操作者,而不是工具。但大部分儿童还无法抓牢牙刷,也很难掌握正确的刷牙方式,完成精细的动作。在这种情况下,我们可以考虑使用电动牙刷,电动牙刷对他们而言更容易刷干净。对于协调能力还较差的孩子而言(一般为 6 岁以下的孩子),无论是使用手动还是电动牙刷,都应该在家长的陪同和协助下完成刷牙。牙刷应该根据年龄段选择合适大小、柔软度的产品。如果是电动牙刷还要经常检查牙刷,看是否有部件脱落,避免安全隐患的出现。使用电动牙刷时,要让刷头在所有牙齿上面都停留,一般 3 岁以内的儿童每次刷牙时间控制在 1.5 min 以内,4～5 岁的幼儿大约为 2 min,而且每 3 个月要更换刷头或者牙刷。

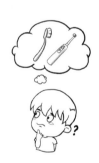

2.6 儿童可以洗牙吗?

龙龙从小就养成了早晚两次认真刷牙的习惯,

可是牙面上总有黑乎乎的东西,也不像蛀牙,自己也没有明显不舒服的感觉,可是一笑就能看到他的小黑牙。随着年龄的增长,龙龙渐渐不爱笑了,父母也意识到了牙面黑渍对龙龙的影响,因此他们带龙龙到医院就诊。医生建议龙龙进行洁治,也就是洗牙。龙龙父母询问医生,龙龙才6岁可以洗牙吗?洗牙会伤乳牙吗?龙龙父母的疑问也是很多家长关心的问题。还有就是,乳牙期间宝宝需要做哪些口腔保健?

　　小朋友是可以洗牙的。成年人洗牙是为了去除附着在牙齿周围的牙结石、牙菌斑、色素等污垢。那么小朋友有牙垢吗?答案当然是肯定的。儿童一般在2～6岁,牙齿上就开始有大量的软垢和色素了。洗牙可以有效帮孩子清除牙垢,预防蛀牙。当然,儿童洗牙跟成人洗牙还是有区别的,儿童洗牙以抛光为主。所谓抛光,是用柔软的橡皮杯配合抛光膏对牙齿表面进行抛光清洁,以去除软垢及色素,从而达到保护牙齿的目的。但若牙菌斑持久得不到清理,已构成了牙石,只有用超声波洁牙机进行清理,或用手器刮除牙结石。儿童洗牙同样很重要,建议家长每年带宝宝到正规口腔医院进行检查,看是否需要洗牙。洗牙是正常口腔保健之一,到正规医院进行正规治疗是不会破坏牙齿的。

儿童应该定期到医院进行口腔检查,即使口腔内没有疼痛、肿胀等情况发生,仍需定期进行检查。除了洗牙,乳牙还需进行涂氟、窝沟封闭等口腔保健治疗。

3～6岁的儿童涂氟很有必要。牙齿涂氟就是口腔医生用一种含氟的物质,对每一颗牙齿表面进行氟化处理。首先,涂氟可以使牙齿更坚固;其次,可修复和抑制龋齿破坏,如果孩子的乳牙发生早期龋齿,涂氟后可有再钙化的作用,因此有修复龋齿的作用。再次,氟可直接抑制口腔中细菌生长所需要的能量代谢,抑制细菌向牙面黏附,抑制细菌代谢过程中多种酶的活动,使细菌生长、代谢紊乱或停止。除了以上作用,涂氟还可以减少过敏。现在有很多小孩的牙齿对冷、热、酸等味道的食物过敏,牙齿经过涂氟后,可防止牙本质过敏。那么,多大岁数时才能做涂氟? 3岁前的宝宝因为年龄太小,不能跟牙医配合,建议在宝宝3岁后,每半年由专业牙医做一次全口牙齿涂氟,可降低50%以上的龋齿发生率。一般情况下,所有的孩子都适合做氟化泡沫预防龋齿。有感冒、胃肠不适、口腔黏膜破损等问题的儿童需暂缓进行。过敏体质和不易配合的儿童不宜进行。

窝沟封闭是一种有效预防窝沟龋的方法。近年来,随着口腔预防措施的推广,已经被越来越多的人所认知。窝沟封闭是在不去除牙体组织的同时,将材料(一般为有机高分子树脂)涂布于牙齿的窝沟内,经过光照固化,就像给牙齿穿上一件保护衣,这样原本容易被细菌和食物残渣侵犯的窝沟就"不复存在"了。细菌及食物残渣不能再次进入窝沟,而窝沟内原有的细菌也因为没有营养供应而逐渐死亡,从而预防窝沟龋的发生,还可以使早期龋损停止。决定是否需要做窝沟封闭涉及很多因素,其中最重要的是窝沟的外形和评价。如果是深窝沟,特别是可以卡住探针的(包括可疑龋),或者患者其他牙齿特别是对侧同名牙患龋或有患龋倾向,则考虑行窝沟封闭。以下情况患儿无法进行窝沟封闭:患牙已经患龋或是已经充填的牙齿;牙齿尚未完全萌出,部分咬合面被牙龈覆盖;咬合面无深的窝沟点隙,自洁作用好;儿童不合作,不能配合正常操作。窝沟封闭的最佳时机为牙齿完全萌出且尚未发

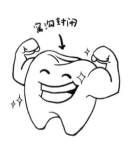

窝沟封闭

生龋坏时。儿童牙齿萌出后达到咬合平面即适宜作窝沟封闭,一般在萌出 4 年之内。一般情况下乳磨牙在儿童 3～4 岁时可进行窝沟封闭。

2.7 乳牙发生外伤后应该怎么办?

舍舍宝宝最近在学走路,屁颠屁颠的,兴致很高,家人正为宝宝的成长而欢欣,一不留神,舍舍自己跌倒将门牙磕掉了,一家人顿时手忙脚乱,不知该如何是好。那么在宝宝学习走路时,或者好动的宝宝在玩耍时,不小心跌倒把门牙磕到了,该怎么办?

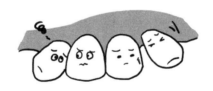

乳牙外伤多发生在 1～2 岁的儿童,约占乳牙外伤的1/2。主要是因为 1～2 岁的儿童开始学习走路,运动能力、反应能力等都处在发育阶段,容易摔倒或撞在物体上,从而造成牙外伤。近年有学者报道 2～4 岁儿童乳牙外伤的比例有增加的趋势,并指出这与现代社会生活环境的改变有关。乳牙外伤多发生在上颌乳中切牙,牙齿外伤常伴有口唇黏膜撕裂伤,有时候严重者可伴有颌骨骨折或牙槽骨骨折。受伤时间和地点多与儿童的活动范围与活动性质有关,乳牙外伤多发生在室内。儿童乳牙外伤造成牙齿移位的现象较常见,主要表现为嵌入、脱出、唇舌侧移位及不完全脱出等,约占乳牙外伤的80%,但乳牙外伤发生冠折和根折的情况比较少见。简单来说,儿童发生外伤后,乳牙可能会出现以下几种情况:完全脱离牙槽窝,从口腔内掉落出来;没有完全掉落,但牙齿较之前长且有松动,牙龈处可有渗血;偏离原来的位置,向前或后移位,可伴有牙龈的出血;牙冠虽然完整但较之前短。当儿童发生牙外伤时,家长应当尽量保持镇定,首先大致确定儿童全身情况,对合并严重颌面部或颅脑等外伤的患儿,应及时拨打120或前往就近医院就诊,在保证患儿生命的基础上,根据具体情况,可暂缓处理乳牙外伤。在生命体征稳定的情况下,对乳牙外伤进行治疗,医生会根据外伤时患儿的年龄、外伤的类型和严重程度的不同进行处理和治疗,并向家长说明多年后恒切牙萌出时可能出现的远期后果。乳牙外伤后,临床上不仅要注意乳牙本身的问题,还要考虑到其对下方恒牙胚的影响。简单来说,乳牙外伤的治疗原则是尽量减少患儿的痛苦,将乳牙外伤对继承恒牙胚的影响减少到最低。乳牙外伤后一定要定期复查,对于暂时保留、未拔除的乳牙,经过检查及治疗后,复查时间起初可隔 2～3 日复查一次,以后可每周复查一次,经过 1～2 个月后可考虑每 3～6 个月复查一次。乳牙外伤多因患儿幼小,不能配合,不宜进行保守治疗,可以考虑拔牙。一般前牙缺牙间隙在正常发育情况下,影响不大,但应密切观察乳牙外伤可能对继承恒牙造成的伤害。

2.8 乳牙发生龋病了该怎么办?

小马最近帮宝宝刷牙的时候,发现宝宝的牙上有一个小洞,但宝宝并没有喊疼,吃东西的时候也没有不舒服,心想着,反正乳牙迟早要换的,就不用管它了。过了几个月,突然有一天宝宝的小脸肿起来了,吃东西的时候也哭闹不止,这时小马才意识到自己的疏忽给宝宝带来了不必要的痛苦,于是迅速带宝宝到医院进行了治疗。那么,乳牙发生了龋病应该怎么办? 是不是因为乳牙迟早要换的就不用治疗了？

首先可以肯定的是"不管它，任之发展"的做法是错误的。乳牙具有发病早、患龋率高、龋蚀发展速度快的特点。第三次全国口腔健康流行病学调查结果显示：我国 5 岁组儿童患龋率高达 66.0%，低龄儿童最早的发病年龄不到 1 岁，也就是说一些乳牙在萌出后短短的几个月内就发生了龋坏。乳牙龋病自觉症状不明显，所以常被忽视，贻误了早期治疗时机。乳牙龋病对儿童口腔局部和全身都有不良影响，乳牙龋蚀致牙体缺损和疼痛，使咀嚼功能明显降低。儿童的营养摄入、颌面部及全身的生长发育均会受到不利影响。龋坏加速了口腔环境的恶化，易导致新萌出的恒牙龋坏。乳牙龋经牙髓炎发展为根尖周炎后，反复发作的根尖周炎可能导致局部牙槽骨破坏；继替恒牙的牙胚受损，可能出现釉质发育不全；发生感染的牙根吸收异常，可能导致后继恒牙萌出过早、过迟，萌出位置和顺序异常等。乳牙牙冠因龋缺损或出现早失，可能导致后继恒牙萌出间隙不足，出现错𬌗畸形。因龋残损的牙冠可对唇、颊、舌黏膜产生刺激。更严重的患者，龋病导致的慢性根尖周炎可作为病灶牙使机体的其他组织发生感染。在儿童患者中，可能与病灶牙相关的疾病有：低热、风湿性关节炎、蛛网膜炎、肾炎等。另一方面,乳前牙的龋蚀会影响美观,严重的牙体缺损可能会对患儿发音及心理发育产生影响。因此,及时对乳牙的龋齿进行治疗有着重要的意义。

龋病治疗的目的在于终止病变过程,并恢复牙齿的固有形态和功能,通常包括药物治疗和充填治疗(手术治疗)。就像我们前面提到的,龋齿危害非常多,一定要早发现、早治疗,避免让孩子终身受苦。

给儿童养成良好的口腔卫生习惯,可以预防乳牙龋齿的发生。更多的时候,家长可以帮助儿童预防龋齿,"预防先于治疗"的观念也需牢记于心,具体可以做到以下几点：

(1)戒奶睡。不让孩子含着瓶中装有牛奶/果汁的奶嘴、母亲的乳头或其他食物睡觉;睡前喝奶的婴儿,在其喝完奶后再喂几口白开水,起到冲洗口腔的作用。儿童在1周岁左右最好断掉夜奶。

(2)日常饮水最好为白开水,应控制孩子吃甜食的量及次数。

(3)日常口腔清理。当乳牙萌出即应该进行清洁,儿童的口腔清理还需家长进行或者配合,争取

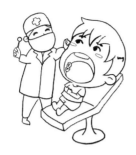

高质量做好每日口腔清理。

（4）1岁左右到儿童口腔专业门诊进行第一次检查，以后定期复查。乳牙龋齿需要早发现、早治疗。

（5）定期涂氟。可以考虑开始给宝宝定期涂氟，以预防平滑面龋齿的情况。

（6）窝沟封闭。一般乳磨牙在儿童3～4岁时可进行窝沟封闭。

乳牙龋齿需重视，以预防为主，早发现、早治疗，争取让每个宝宝都有一口小白牙。

 2.9 乳牙牙髓治疗是什么？

老杨家的孙子最近牙龈上鼓了个小包，这几天一直喊疼，于是去了医院。医生说小朋友需要进行根管治疗，这可把老杨吓坏了，这乳牙牙神经一抽不知道会不会影响乳牙的脱落更换？万一做了根管治疗乳牙不掉，恒牙长不出来怎么办？老杨拿不定主意，赶紧打电话让儿子和儿媳过来。在医生解释后，小杨夫妇理解并同意了医生的治疗方案。其实不仅是老杨,在很多人的潜意识中,都没有乳牙牙髓治疗的概念。那如果乳牙发生了牙髓病变,是不是一定要进行根管治疗呢?

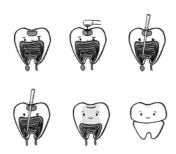

宝宝的牙疼痛肿胀,说明存在牙髓或根尖周炎症,需要进行根管治疗以保留患牙。在正规的操作下,乳牙根管治疗顺利结束后是不会影响乳牙的更换的。

那么根管治疗是什么呢?当龋齿或外伤发生,使牙齿破坏,细菌通过缺损进入牙髓腔,牙髓(就是大家说的牙神经)发生感染,产生炎症,引起牙痛的症状。牙髓一旦感染,是无法自己恢复的,只有通过去除这颗牙的牙髓及感染物质,才能达到控制感染、消除疼痛的目的。位于牙髓腔和牙根管内的牙髓被清除后,根管经过消毒、填充药物,最后牙冠部分再被修补起来,这样的一个过程称为根管治疗

(俗称"抽牙神经")。

那么乳牙做完根管治疗会不会影响乳牙的脱落呢？乳牙根管内的充填材料和恒牙根内使用的材料不一样，乳牙使用的材料是可以吸收的，乳牙根管内的充填材料和乳牙牙根一样在牙齿换牙期可以被吸收，因此乳牙做完根管治疗后并不会影响乳牙的脱落和更换。

乳牙根管治疗中一般还有两方面是家长比较担心的地方：一个是拍摄 X 线片，一个是术中麻药的使用。

拍牙片是辅助医生检查牙齿的重要手段。在牙髓治疗前拍摄 X 线片可确定龋坏大小，牙髓腔、根管的形态，根管变异情况，根尖区骨质破坏程度，以及恒牙胚的情况；术中可通过 X 线片确定根长，了解根管充填情况；术后可通过 X 线片确定牙根恢复情况。一般治疗中仅需拍摄小牙片。一张牙片的辐射量很小，一个小片的辐射量大概是 $5 \sim 8\ \mu Sv$，差不多是半天日常生活的辐射量。常规情况下，小朋友因为骨髓活跃稚嫩，正处于发育期，在拍牙片的时候，可以穿上特制的铅衣或铅裙，对小朋友有一个全身的保护，这样拍片期间接受的辐射可以降到最低。所以，小朋友在正确的防护下，进行适当的拍片,对牙科诊疗有着重要意义。而其中的辐射量较小,家长不需要太过于担心。

口腔局部麻醉是缓解治疗疼痛的重要手段,可以保证根管治疗顺利进行,减少儿童的痛苦。有很多家长担心,口腔局部麻醉是否会对儿童的智力有所影响,其答案是否定的。首先,口腔局部麻醉是将麻药打在口腔局部,很少有成分能作用到中枢神经系统;再次,现在没有确切的证据证明局部麻醉对儿童的智力产生影响。总体来说,使用正规、正确的局麻药物,在排除儿童禁忌证的情况下,只要操作正确,局部麻醉对儿童是安全的。

乳牙是人类的第一副牙齿,虽然最终要被恒牙所替换,但保存乳牙牙髓活力、保存患牙、维持牙齿正常替换对于后继恒牙列以及颌面部的发育都有重要的意义。对于牙髓坏死而必须进行根管治疗的乳牙,家长不应抗拒,因为这是消除炎症、保留患牙所需的治疗。

2.10 怎样预防牙齿排列不齐?

小侯家宝贝今年已经5岁了,还是喜欢吮拇指,一天好久不见的朋友见到小侯家宝宝,觉得宝宝的上前牙有点突,又看到宝宝喜欢吮吸拇指,建议小侯带宝宝去看看口腔医生。小侯这才意识到宝宝的上前牙真的好像有点往外突,这和宝宝吮指的习惯有关系吗? 有哪些方法可以预防儿童牙齿排列不齐?

孩子的上前牙前突和他的吮指习惯是有关系的,如果不能克服这个不良习惯,会引起口腔肌肉功能的异常及殆的变化,甚至导致错殆的发生。

牙齿排列不整齐可由多种因素引起,但 60% 以上是由换牙障碍及口腔不良习惯引起的,这说明大多数牙列畸形是可以预防的。预防殆畸形主要从两个方面着手:对尚未发生的殆畸形应采取早期预防措施,消除诱发因素;对已经发生的殆畸形须早期阻断,防止向严重方向发展。

儿童时期是口腔器官生长的重要时期。在这个时期乳牙萌出、磨耗、脱落以及部分恒牙萌出,正常殆大部分在这个阶段建成,所以在这个阶段特别要注意预防殆畸形。预防殆畸形可以从以下几个方面进行。

(1) 纠正口腔不良习惯。乳牙列形成后,应适当给予质稍硬且富有营养的食物,充分发挥咀嚼器官的功能,长期只给儿童软食的做法是有害的,这个时期也是口腔不良习惯的形成期,如吮指、吐舌、咬唇、咬物、舔牙、偏侧咀嚼等,应及时发现并加以耐心劝说,使儿童克服不良习惯,必要时到医院请医生采用一些装置破除。否则,长期不良口腔习惯的异常作用力会阻碍或加速某些部位的生长发育,导致𬌗畸形的发生,严重者会造成面部比例失调。在这个时期如发现小儿患肺结核、佝偻病、鼻炎、扁桃体肥大等应积极加以治疗,以防影响骨骼、牙齿的发育。儿童有时会模仿别人咬铅笔、托腮思考问题,时间长了也会造成颌面部畸形,应及时说服纠正。

(2)治疗口腔疾患。若乳牙患龋数较高,牙体缺损比较严重,应及时治疗以保持完整牙列,从而提高咀嚼和消化功能。尽早拔除萌出的多生牙以防牙列拥挤。同时督促儿童掌握正确的方法,早、晚刷牙,做好口腔卫生保健。

(3)矫正已发生的错𬌗畸形。错𬌗与肌功能异常密切相关,而肌功能异常经过肌能训练建立正常的肌功能即可矫正。早期矫正比较容易且见效快,有些甚至不用矫正器就可达到较好效果。

因此,对于一些不良习惯,家长应早发现、早干预、早治疗,在不良习惯造成影响还较小的时候及时克服,以免造成殆畸形的发生。

2.11 乳牙是否需要早期矫正?

小纪的女儿今年 5 岁,长得水灵乖萌,是个漂亮的宝宝,可是宝宝的下前牙在上前牙前面,好像是大家说的"地包天"。小纪有点担心这会影响女儿以后的面型,也不知道这种情况是需要早做治疗还是等换好牙再说。于是小纪带着宝宝前往儿童口腔科就诊,医生建议宝宝可以进行乳牙的早期矫正。那么这种情况下,乳牙是否需要早期矫正呢?

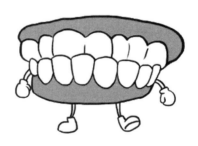

下前牙在上前牙前面,叫做反殆,也就是俗称的"地包天",一般建议进行早期矫正。

对于乳牙,很多家长们认为,乳牙迟早是要替换的,乳牙畸形只是一时的,换牙后就会好转,没必要矫正。如果在换牙时期孩子出现的一些暂时性错殆,如牙列的轻度拥挤、深覆合、正中间隙过大等表现,这些情况是正常的,随着孩子的生长,会逐渐缓解甚至消失,这类情况没有治疗的必要。但是一些畸形是由于不良习惯引起的,需要纠正不良习惯,在纠正不良习惯后许多可以恢复正常。而对于不能自行调整的畸形,则必须进行早期治疗。乳牙早期矫正、治疗的年龄是 3～6 岁,可以通过戴用口腔内活动矫正器进行矫正,一般较短的时间内能完成治疗。

乳牙错殆中最常见的就是前殆,也就是"地包天",建议早治疗。因为在这个时期进行治疗有利于上颌骨的发育和起到预防恒牙错殆的作用,否则在恒牙替换以后仍可能表现为前牙反殆,且症状加重,下颌更加前突,面中部及上颌相对更加凹陷,成为明显的凹面型,严重影响面部美观和口腔功能。

儿童牙齿矫正需要进行规范化的治疗,应注意选择正规的牙科机构进行。儿童早期矫正若需要佩戴矫正器,在治疗初期,会有轻度疼痛、酸胀等不舒服的感觉,这是正常的现象,一段时间后就可以适应。但如果出现持续、剧烈的疼痛,就需要及时就医。儿童佩戴的矫正器加力是经过医生严格计算的,要注意不要让儿童随意掰折或摔打矫正器,以防变形,从而导致矫正的失败。并且要严格按照医生的医嘱进行佩戴,不要自行更改佩带时间,积极配合医生可以有更好的效果。矫正期间,因为刷牙变得比较困难,所以尽量少让孩子吃黏腻的食物,比如年糕等糯米食品。另外,注意少让孩子吃会对矫正器产生影响的硬食物,比如坚果、骨头、油炸食品等。大块的食物可以切成薄块进食。特别需要注意的是,矫正过程中,刷牙至关重要,最好使用专门的正畸牙刷或间隙刷刷牙。

早期矫正在乳牙期即对错𬌗进行治疗,可将错𬌗对生长发育造成的不良影响降到最低,最大程度地改善错𬌗情况。但如若换牙后恒牙期仍有错𬌗发生,仍需进行正畸治疗。

3　替牙期

 ## 3.1　什么叫六龄牙?

最近小白 6 岁的表妹琪琪放暑假了,到小白家小住一段。可是,每到吃饭的时候,琪琪总是一脸苦闷相,什么都不太愿意往嘴里送。小白以为是小表妹挑食,就给她拿来了大白兔奶糖,这可是琪琪的最爱。"哇,好香啊!"琪琪开始嚼大白兔奶糖了。"啊哟~",只见她捂着左脸一个劲地喊疼。这可把大家急坏了,一问才知道,琪琪牙疼已经好几天了,小白的爸爸赶紧带她去牙科医院好好检查了一番。原来,是琪琪的六龄牙正在悄悄地萌出,食物摩擦到牙龈引起了疼痛,真是虚惊一场。那么什么是六龄牙呢?

一般儿童在 6 岁左右开始萌出第一颗恒磨牙,因此该牙也被称为六龄牙,是将要伴随一生的珍贵牙齿,不再更换。就像婴儿长牙齿一样,在六龄牙

051

萌出的过程中，小朋友也会出现一些不适感。因为他的4个牙尖需要突破牙龈，然后慢慢萌出到正常的位置。尤其是一些口腔卫生不太好的小朋友，食物残渣滞留在龈瓣里会出现牙龈肿痛的情况，影响进食，严重的情况下还会容易导致六龄牙的龋坏，并且迅速发展，甚至需要拔牙，这会严重影响牙列和颌骨的生长发育。

六龄牙对我们到底有多重要呢？六龄牙的牙冠最大、牙尖最多，咀嚼时所产生的碾磨作用也最大，它的牙根长而粗壮，能发挥强有力的咀嚼功能。所以，它是一颗很有力量的牙齿，是牙列中的"中坚力量"。随着六龄牙的萌出，颌骨的长度、宽度和高度以及牙弓都显著随着生长发育而发生变化，不仅使咀嚼面积大为增加，而且树立了支持颌间高度和保持上下牙弓及远中殆关系的主要支柱。由于它和其他牙齿的咀嚼运动，才促使儿童颌面骨骼和肌肉的协调发育，使儿童颜面端庄匀称。

因此，六龄牙的健康关系到恒牙列正常殆关系的建立，而且第一恒磨牙是儿童时期好发龋病的牙位。除了让儿童养成良好的口腔卫生习惯外，还建议在完全萌出后3年内对其颌面窝沟和颊舌面窝沟等较容易患龋的部位用封闭剂予以封闭，起到较好的防龋作用,即窝沟封闭。

3.2 什么是上前牙"丑小鸭"阶段?

四年级的小白最近有些闷闷不乐,原本整整齐齐的门牙中间出现了一条细缝,而且好像有越变越宽的趋势。爱美的小姑娘有些坐不住了,问爸爸:"爸爸,我门牙后面又长了一颗牙齿,我舌头一直能舔到的,好像要从两颗门牙当中长出去了,我会不会长出吸血鬼那种尖牙啊,太恐怖了!"小白的父母拿出手机打开电筒,仔细检查了一下小白的牙齿,果然和小白说的一样,两颗门牙后面是有颗牙正朝门牙缝的方向长,这要是真长出去得成什么样了。而且,在同学中,也有很多小朋友的门牙呈现各种稀奇古怪的情况,这是为什么呢?

原来,在小朋友 11、12 岁,也就是四年级的年纪,正处于混合牙列期,就是乳恒牙替换时期,此时口腔既有恒牙又有乳牙。上颌恒中切牙(俗称门牙)在最初萌出时,牙间会出现比较大的间隙,牙冠常常向远中倾斜,这是因为恒侧切牙的牙胚挤压中切牙根端,使得中切牙根向近中而冠向远中倾斜,以至于两中切牙间常出现较大的间隙。同样的,在上颌侧切牙萌出时,根端受恒尖牙牙胚的挤压使牙冠向侧方歪斜。等到侧切牙、尖牙完全萌出后,间隙会自行消失,这个过程一般要到 14 岁左右,之后切牙的长轴可以调整、排齐。这个阶段通常被称为"丑小鸭阶段",即恒切牙初萌时歪斜不齐,刚萌出的恒切牙牙冠与儿童面型、相邻乳牙、牙弓的不协调。

而如果在尖牙甚至其余恒牙都已完全萌出的情况下,门牙的正中间隙仍未闭合,则要考虑其他可能的因素并进行干预。如小白这样,门牙缝隙较大的同时还感觉腭侧有硬物顶着,很有可能是额外牙,又称多生牙,好发于上颌前牙区。它的存在不仅影响恒牙胚的正常发育方向,还常常会阻碍恒牙的正常萌出和造成邻牙的扭转、错位和牙列拥挤。这种情况下,需要去医院拔除多生牙,避免对牙列的进一步影响。

除此以外,还有一种软组织的畸形也会造成中切牙的间隙不能正常关闭,就是粗大并附着于龈缘处的唇系带。上唇系带一般较下唇系带明显,儿童的上唇系带较为宽大,并且可能与切牙乳头直接相连。随着年龄的增长,儿童的唇细带也应该逐渐缩小,如果持续存在,那么上颌中切牙间隙就不能自行消失,影响上颌恒中切牙的排列,就需要到医院进行手术治疗。一般视情况做唇系带修整术或者唇系带切除术即可。

3.3 什么是功能性矫正?

圆圆在五官科医院切除了腺样体后恢复得很不错,原来的张口呼吸、反复上呼吸道感染没有了,在进行了常规复查后,爸爸妈妈按照计划带她到口腔正畸科进行下一步治疗。原本以为正畸科医生会给她的牙粘上常见的金属小方块进行矫正,可是医生只是在进行了例行检查和方案设计后给圆圆做了"功能性矫正器"。

小患者和家长对此很不理解,功能性矫正器是什么? 它真的能改善牙列不齐和面容吗?

功能性矫正器主要应用于儿童生长发育旺盛期及混合牙列期,这是较好的治疗期,恒牙列早期也可以使用。功能矫正器的矫正力源是面部的肌力,通过改变口面部肌肉功能促进殆发育和颅面生长而矫正错殆畸形。故当面部生长接近完成时,功能矫正器的疗效就受到限制。对于功能性错殆畸形以及早期的骨性错殆,功能性矫正器都非常合适。最适宜在青春生长迸发期前 1~2 年开始,并持续整个迸发期。对于中国儿童,女性平均 9~10 岁,男性平均 12~13 岁,也就是说在替牙期就可以对一些早期的患儿进行治疗,并且收效显著。当然,每天戴用时间要保证在 12h 以上才能激活神经、肌肉的张力,反馈骨骼的生长调整。可摘戴的功能性矫正器也更利于患儿的口腔清洁。

功能性矫正器有许多种类。例如,肌激动器通过调节口内肌群抑制上颌前生并且促进下颌生长发育,从而达到矫正深覆𬌗的目的。类似的功能矫正器还有功能调节器、生物调节器和双𬌗垫矫正器等。

及时、正确地使用功能性矫正器能够矫正甚至避免严重的骨性错𬌗畸形,部分患者需要配合后期使用固定矫正器排齐牙齿,进一步完善𬌗关系,从而使面容趋向"完美"。

3.4 替牙期可以进行正畸治疗吗?

眼下正值暑期口腔就诊高峰,许多父母带着念初中甚至高中的孩子来医院就诊,其中很大一部分是咨询矫正牙齿(即正畸治疗)事宜。临床上可以了解到,很多家长还是坚持在子女恒牙完全萌出后进行牙齿的矫正,并主观地认为牙列不齐仅仅是与美学相关的事情,往往错过了患儿错𬌗畸形早期矫正的最佳治疗时机。

那么,处在替牙期的患儿能否进行正畸治疗呢?答案是肯定的,而且替牙期也是孩子矫正牙齿的三大黄金期之一。早期矫正就是指在儿童早期生长发育阶段,一般指青春生长发育高峰期前及高峰期阶段,对已表现出的牙颌畸形、畸形趋势及可导致牙颌畸形的病因进行的预防、阻断、矫正和导引治疗。混合牙列期的正畸治疗属于早期矫正的范畴,一般从 3 岁以后开始,直至替牙列早期和替牙列后期,即第二恒磨牙建𬌗前,10～12 岁为止。混合牙列的矫正一般应在 8～9 岁,恒切牙的牙根基本发育完成时再进行。如在牙根发育不全时过早矫正或者使用的矫正力过大,常会影响恒切牙牙根的发育而造成牙根吸收。但是如果需要上颌基骨宽度的扩大,一般不应超过 15～17 岁,否则牙弓的扩大主要为牙的颊向倾斜。该时期尤其是乳牙的正畸治疗应选用轻而柔的矫正力。施加过大的力会造成牙根加速吸收,导致牙齿过早脱落。除此之外,施力位置一般应该尽量靠近牙颈部,以便尽可能地引导牙齿整体移动,从而诱导恒牙胚随之同向移动。

早期矫正有哪些优点呢?早期矫正充分利用生长发育的潜力以及细胞代谢活跃、牙周组织及颌骨可塑性大、对矫正力反应好、适应性强等自身优势,在生长变化中调整,十分有利于畸形的矫正。并且该时期矫正所需的方法较为简单,时间也比较短,可以收获较好的治疗效果。当然,患儿及家属积极、有效的配合必不可少(准时复诊、注意防龋等)。

3.5 替牙期需要进行口腔清洁吗?

恒乳牙交替的时候,正是儿童口腔环境最复杂的时候,这个时候如果口腔清洁没有做好的话,就会影响深远,导致一系列的口腔问题。那么,在这一时期需要注意些什么呢?

首先,孩子 6 岁左右开始进入换牙期,这时可以慢慢教孩子 Bass 刷牙法,即刷毛指向根尖方向,与牙面呈 45°角,轻度加压使刷毛端进入龈沟,以短距离水平拂刷、颤动牙刷至少 10 次,然后将牙刷移至下一组 2~3 颗牙。混合牙列期因为乳牙、恒牙同时存在,造成牙齿排列上比较混乱、参差不齐,相对地,清洁上需要更加注意。家长除了指导孩子刷牙,也要针对孩子不容易刷干净的死角予以协助,特别是最里面的恒牙——第一大臼齿,很容易因为孩子没刷干净而蛀牙。同时配合牙线的使用。一直到孩子 10 岁左右,手部活动足够灵巧后,才适合教导孩子学习使用牙线。所以在 10 岁以前,牙缝的清洁仍需家长使用牙线或牙线棒代劳。换牙期间,常因为牙齿晃动,孩子或家长不敢清洁,导致牙齿周围牙龈发炎、流血。这时候只要认真做好牙齿清洁工作,通常过几天发炎状况就会改善,家长不需要太担心,也并不需要使用抗生素。

其次,孩子的牙列整齐度、长牙的状况等,主要与遗传因素有关。家长可以做的事情就是营造良好的后天环境。后天环境恶劣也会造成牙列不齐,比如蛀牙导致空间丧失、不良口腔习惯(吸手指、咬嘴唇、舌头前顶)等,家长要监督孩子,尽量避免这些状况。

(1) 改正不良口腔习惯:如果孩子有咬嘴唇、舔嘴唇、舌头前顶、吸手指等不良习惯,可能会造成牙列不齐、咬合错乱和开颌等问题。家长应柔性劝导、及时纠正,或者通过分散小朋友的注意力加以改善,若情况严重,可寻求医生协助。

(2)定期看牙:随时留意孩子的乳牙与恒牙发展状况,并定期带孩子看牙,以确保恒牙健康。半年左右做一次涂氟,在牙齿萌出3年内对牙齿进行必要的窝沟封闭,都能有效降低患龋率。从小定期看牙能更好地帮助小朋友适应口腔科的检查、治疗,避免"牙科恐惧"的发生。

(3)不偏食:家长应该让孩子养成不偏食的好习惯,不给孩子过于精细、不需要咀嚼的食物,以免影响牙列的发展。粗制的米和面中,含有丰富的维生素 B_1,它是人体健康和牙齿发育不可或缺的因素。有的家长喜欢给孩子吃精米、精面和糕点,认为这些食品富有营养。其实精制的米、面,由于经过了加工和筛选,维生素 B_1 大量丧失,而且这些食品容易粘在牙齿上,为龋齿创造条件。

3.6 为什么会出现恒牙迟迟不肯萌出的情况?

小白的好朋友"小卷毛"门牙掉了有好些日子了,也没见有新的牙齿长出来,不仅说话漏风,在这炎热的季节连吃个西瓜都十分不方便。小白作为一名资深牙病小患者,本着关心"小卷毛"的想法跟他讲，这牙齿一直长不出来是要去专业的口腔医院检查的。"小卷毛"回家一提这事，爸爸妈妈才恍然大悟，这可是有关儿子门面的大事，耽误不得，立马带他去口腔医院好好查了一番，然后牙医通过简单的小手术成功让"小卷毛"不久之后见到了自己期盼许久的门牙。

原来，小朋友的这种情况被称为恒牙萌出过迟，多与乳牙病变、过早脱落或者滞留有关。最常见的是上颌乳切牙过早脱落，儿童习惯用牙龈咀嚼，局部牙龈角化增生，变得坚韧肥厚，使恒牙萌出困难。对于乳切牙过早脱落、坚韧的牙龈组织阻碍恒切牙萌出者，传统的处理方法可在局部麻醉下施行开窗助萌术，即切除受阻牙切缘部位增厚的龈缘组织，暴露整个切缘，牙齿即可很快萌出。但是术前需要拍摄 X 线片，以了解受阻恒牙的牙轴方向、牙根发育情况、是否弯曲等，否则即使手术，牙齿也难以萌出。但也有医生指出，开窗助萌后，虽然使得迟迟不长出来的恒牙总算冒头，但会有牙龈形态欠缺美观的缺点，只要临床检查和 X 线片检查没有必须手术的指征（例如多生牙、牙瘤或者囊肿），可以静观其变，大部分恒牙都可以自然萌出。

其次是乳尖牙和乳磨牙过早脱落，邻牙移位间隙缩小,造成恒尖牙和恒双尖牙萌出困难或者异位萌出。尖牙萌出时间迟于侧切牙和第一前磨牙,先萌出的恒牙占据了尖牙的间隙,使尖牙萌出时间隙不足而错位,造就了生活中常见的"虎牙"。有些小朋友尖牙的间隙过小,完全无法萌出,家长以为是先天缺牙,然而到医院进行 X 线片检查后确认为恒尖牙低位阻萌,这时就需要进行开窗助萌结合正畸牵引治疗,帮助恒尖牙长至正常咬合面,并排齐恒牙。

多生牙、牙瘤或囊肿的阻碍也可以造成恒牙萌出困难。此种情况只有通过 X 线片检查才能被发现和确诊。因遗传因素造成牙齿萌出困难极为罕见。

3.7 为什么会出现下前牙呈现双层排列的情况?

小白的班上有个胖乎乎、挺可爱的小男生,可是同学们最近都给他起了奇怪的外号——大鲨鱼。有次和爸爸妈妈聊天的时候小白说漏了嘴,妈妈批评他不该给同学起绰号,这不礼貌,但爸爸倒是对这绰号的由来很感兴趣。一说起这事儿,小白可来劲啦,原来同学们发现小胖下前牙竟然有两排,就像大鲨鱼似的,乍一看怪吓人的。

那为什么会出现下前牙呈现双层排列的情况呢?一般情况下,下颌恒切牙在乳切牙的舌侧(即内侧)萌出。当乳牙松动脱落后,依靠生长发育潜力和唇舌运动压迫恒切牙向唇侧移动,建立前牙的正常咬合关系。而小胖子的这种情况叫下前牙双层排列,就是在混合牙列时期,下颌乳中切牙因各种原因发生滞留(通常是因为继发恒牙萌出无力、乳牙牙根不被吸收或者其他全身因素),而继发恒中切牙仍旧于舌侧萌出,乳牙滞留于唇侧,从而呈现双排牙现象。一旦出现双排牙现象,应该及时拔除滞留的乳中切牙,使得恒中切牙有足够的萌出空间,避免因此造成其他牙列问题。

3.8 腺样体肥大究竟是一种怎样的疾病?

现在有一种叫"腺样体肥大"的疾病正在幼儿中"盛行"。这不,一到暑假,儿童医院的五官科比平时热闹了许多。11 岁的圆圆最初的症状就是反复上呼吸道感染、鼻炎,牙列不齐,辗转于五官科、口腔科、呼吸内科,一直得不到根治。这次在正畸科医生的建议下,圆圆到五官科彻底检查了一番,制订了详细的诊疗计划,切除腺样体后进行正畸治疗,最大限度地恢复正常面容和咬合关系。

那么,腺样体肥大究竟是怎样的一种可怕疾病呢?

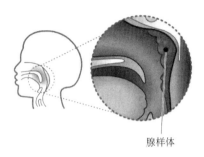

腺样体

这些前来就诊的小朋友有一些共同的特征:因鼻塞影响呼吸而靠嘴张口呼吸、面部发育会变形、牙齿排列不整齐、鼻中隔扁曲、缺乏表情,医学上称之为"腺样体面容"。当出现慢性鼻炎、鼻窦炎、鼻甲肥大、鼻中隔充血、增殖腺肥大及鼻肿瘤等疾病时,正常的鼻腔通道部分或者全部被阻塞,迫使以口呼吸替代鼻呼吸,引起殆、颌、面的发育畸形,占错殆畸形的 15% 左右。

腺样体出生后即存在,6～7 岁发育至最大,10岁以后逐渐萎缩,因此急性腺样体炎是儿童期疾病。腺样体因反复炎症刺激而发生病理性增生肥大，并引起相应症状者称腺样体肥大，常合并慢性扁桃体炎，多见于儿童。当扁桃体或者腺样体肥大时，咽腔变窄，为了减轻呼吸困难，舌体必须前伸，舌根离开会厌，带动下颌向前，形成下颌前突的畸形，又称腺样体面容。会因口呼吸出现上唇短缩、唇肌松弛、鼻翼萎缩等面部软组织形态的改变，严重影响了面部的美观。

在婴幼儿时期，还有许多口腔不良习惯会引起口腔肌肉的功能异常及𬌗的变化，甚至错𬌗，例如吮指、吐舌习惯、异常唇习惯、口呼吸、夜磨牙和偏侧咀嚼。若在 6 岁以后仍然不能克服不良习惯，应采用矫正器帮助患儿纠正不良习惯。当儿童患有呼吸道疾病时要积极治疗，必要时切除扁桃体及腺样体，并纠正口呼吸的习惯。已经造成患儿面颊部肌肉、骨组织畸形的需要尽早求助于口腔正畸科的医生。

4 年轻恒牙期

4.1 什么是畸形中央尖?

　　11岁的女生小丽,一次偶然的机会在照镜子时发现双侧下颌双尖牙上对称存在一个有点被磨平的小牙尖,中间还有一个暗褐色的小黑点。小丽牙齿平时咀嚼功能正常,也没什么特别疼痛或是不适的感觉,那这种情况是发生了龋齿,还是其他的口腔疾病呢?

　　首先这不是龋齿,而是一种牙齿硬组织发育异常疾病,称为畸形中央尖,在临床上还是比较多见的。但由于以往对其普及不多,人们往往不够了解,若不对其采取及时的预防处理措施,常会引起诸如根尖炎症、牙根发育异常等情况。畸形中央尖多见于下颌前磨牙,常常对称发生。一般均位于牙面中央窝处,牙齿刚萌出尚未磨耗时呈圆锥形突起,有时也可表现为圆柱形或是半球形等,高度约

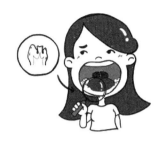

1～3 mm。随着时间推移，由于咀嚼磨耗的原因，或在与对颌牙咬合接触的过程中，畸形中央尖常会发生折断或被磨损，在临床上表现为圆形或是椭圆形黑环，中央有浅黄色或褐色的牙本质轴，在轴的中央有时可见黑色小点，此点就是髓角。

若是在青少年时期牙根尚未发育完全时，由于畸形中央尖折断使牙髓暴露发生感染坏死，则会影响牙根的继续发育，这种终止发育的根尖往往呈喇叭口形。但也有一些无髓角探入型中央尖或是中央尖逐渐被磨损，修复性牙本质逐渐形成，那么这类牙齿通常不会发生牙髓感染，有正常的牙髓活力而且牙根发育正常。因此在发现畸形中央尖后，应及时就医并根据不同的情况及时给予相应的处理。

一般对于圆钝而无妨碍的畸形中央尖可以观察，不作处理。对于刚萌出、尖而长的中央尖容易折断或被磨损而暴露牙髓的牙齿，可在麻醉和严格的消毒下，将此尖一次磨除，然后制备洞形，按常规进行盖髓治疗。另一种方法是在适当调整对颌牙的同时，多次少量地调磨此尖，这样可避免中央尖

折断或过度磨损,且可在髓角部形成足够的修复性
牙本质而免于露髓。若就医时发现畸形中央尖已
折断并造成牙髓或根尖周病变时,为保存患牙并促
使牙根继续发育完成,医师会采用根尖发育形成术
或根尖诱导成形术。

4.2 为什么牙齿的颜色会发黄、发暗,还有黄褐色的斑纹?

　　20岁的大学女生小黄,容貌清秀,身材高挑,却
不怎么爱笑。原来她一直为自己的牙齿不美观所
困扰,自己的牙齿不仅没有别人白,颜色还发黄、发
暗,门牙上还有不规则散在分布的不透明黄褐色花
斑,因此常常被别人取笑。小黄同学很想知道这是
什么原因造成的,又该如何改善这种情况?

　　首先,造成牙变色的原因有很多,比较常见的
是氟牙症和四环素牙。

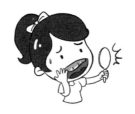

　　氟牙症又称氟斑牙,具有地区性分布特点,为慢性氟中毒早期最常见且突出的症状。水中含氟量过高是本症的病因。氟主要损害釉质发育期牙胚的成釉细胞,因此,过多的氟只有在牙发育矿化期进入机体才会发生氟牙症。若6～7岁之前长期居住在饮水中含氟量高的流行区,即使日后迁往他处,也不能避免以后萌出的恒牙受累。反之,7岁之后才迁入高氟区者,则一般不出现氟牙症。由于氟牙症表层釉质呈多孔性,易于吸附外来色素而产生氟斑,其特点是在同一时期萌出牙齿的釉质上有白垩色到褐色的斑块,严重者还并发釉质的实质缺损。氟斑牙最理想的预防方法是选择新的含氟量适宜的水源或用活性炭去除水源中过量的氟。对已形成的氟牙症可用磨除、复合树脂修复和烤瓷冠修复等方法处理。

　　四环素牙的病因是在牙齿发育矿化期,服用的四环素类药物可被结合到牙组织内,使牙着色。初呈黄色,以后逐渐由黄色变成棕褐色或深灰色。这种转变是缓慢的,并能为阳光所促进,所以门牙唇面最先变色。一般来说,前牙比后牙着色明显。四环素对牙的主要影响是着色,有时也可合并牙釉质发育不全。四环素引起牙着色和牙釉质发育不全,

都只在牙齿发育期给药才能显现出来。一般在6～
7岁后再给药,则不致引起令人注目的牙变色。因
此,为防止四环素牙的发生,妊娠和哺乳的妇女以
及8岁以下的小儿不宜使用四环素类药物。治疗
的方法:对于轻度和中度的四环素牙可使用冷光美
白,冷光美白是通过特殊的低温彩光照射,不仅可
以去除牙齿表面的四环素沉积,同时可进入牙齿深
层达到脱色的效果;对于中重度四环素牙或是美白
效果不佳的患牙可考虑贴面修复;对于重度的造成
牙体缺损的患牙,全冠修复则是比较理想的选择。

4.3 大量饮用碳酸饮料会对牙齿造成什么危害?

16岁的小明,活泼好动,喜欢各种球类运动,但
他有个坏毛病,平时从不饮用白开水,口渴了就买
碳酸饮料如可乐等来解渴,平均每天都要喝掉2大
瓶可乐。时间长了,小明出现了牙齿酸痛的症状,
而且小明的父母发现他的上下门牙靠近牙龈缘的
地方出现了环状的、棕褐色的、像蛀牙一样的病损,
于是急忙带着小明前来口腔科就诊。那小明得的
是普通的蛀牙吗?

首先,小明患的是酸蚀症,并不是普通蛀牙。酸蚀症是牙齿受酸侵蚀,硬组织发生进行性丧失的一种疾病。其脱矿过程与酸的关系明确,与细菌无关。在 20 世纪,酸蚀症主要是长期与酸雾或酸酐接触的工作人员的一种职业病。随着社会进步和劳动条件的改善,这种职业病明显减少。近十几年来,饮食习惯导致的酸蚀症,尤其是青少年饮用软饮料日趋增加引起的酸蚀症的患病率增高已引起了人们的重视。软饮料中含果酸、柠檬酸、碳酸、乳酸、醋酸、抗坏血酸和磷酸等弱酸,pH 值常低于5.5。由于饮用频繁,牙面与酸性物质直接接触时间增加导致酸蚀症。另外,胃病长期反酸、呕吐以及慢性酒精中毒者的胃炎和反胃均可形成后牙舌面和腭面的酸蚀症。口腔环境中,正常分泌的唾液对牙表面的酸性物质有缓冲和冲刷作用。如果这种作用大,可以阻止牙表面 pH 值下降到 5.5 以下,从而阻止牙酸蚀症的发生。如果唾液流率和缓冲能力减低,如头颈部放疗、涎腺异常或长期服用镇静药、抗组织胺药等,则牙面接触酸性物质发生酸蚀症的可能性就更大。临床表现:饮料中低浓度酸破坏一般发生于釉牙骨质界,轻者出现沟状损害、敏感、探痛,重者出现大面积深度破坏;常有胃酸反

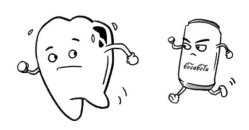

流者,可引起后殆面和腭面的凹陷性损害。

防治原则:调整喜酸性饮食和碳酸饮料的习惯;使用软毛牙刷,接触酸性饮食后应立即清水漱口而不要立即刷牙,否则将加速牙齿硬组织的丧失;治疗有关的全身疾病;注意酸性药物的使用事项。治疗:对发生牙齿敏感、牙髓炎和根尖周病的进行相应的牙体治疗。牙体缺损可用复合树脂修复或桩冠修复。

4.4 儿童牙外伤造成牙冠折断应该如何处理?

一年一度的六一儿童节,10岁的小明跟着小伙伴们兴高采烈地去打篮球,一不小心在运动过程中与另一个小朋友阳阳撞在了一起,小明把刚萌出的两颗大门牙给撞断了一半,还露出了里面红红的组织。小明的妈妈得知后，可着急了，这已经是换好的恒牙了，还能不能恢复原来的形状，会不会要拔除呢？青少年的此类牙外伤该如何处理？

　　牙外伤是指牙齿受到外力作用，特别是打击或撞击所引起牙体、牙髓和牙周的损伤。儿童、青少年活泼好动，特别是在学龄时期，剧烈的运动或玩耍常导致碰撞或跌到，易造成牙外伤。恒前牙外伤在儿童、青少年均较为常见。这个案例中小明发生的是上前牙冠折，就诊后医师往往还会拍摄 X 线片来判断有无同时伴发根折。

　　临床上冠折通常可分为未露髓和露髓两种情况。前者仅限于冠部釉质和牙本质折断，多见于上中切牙切角或切缘水平折断，可出现牙齿遇冷、热、酸、甜敏感症状，有时可见近髓处透红。后者在折断面上有微小或明显露髓孔，可见到红色的牙髓组织，探诊时剧痛和冷热刺激时敏感。

　　对于青少年冠折患牙的治疗原则：未露髓、仅少量釉质折断、无症状者，可调磨锐利边缘，测定并记录牙髓活力情况。此时的患牙若做牙髓活力测试，其反应不一。通常受伤后会发生"牙髓休克"症状，而在数周或数月后反应开始恢复。伤后一开始牙髓活力测试有反应的患牙，若后来转变为无反应,则表示牙髓已发生坏死。3 个月后仍有反应的牙髓,则大多数能继续保持活力。定期观察过程中,如果牙髓活力恢复正常则不做进一步的处理,但一旦确定牙髓坏死,即应做相应的髓病治疗。牙本质折断近髓者,敏感较重,断面可用对牙髓刺激小的氧化锌丁香油安抚,待 6～8 周有足够修复性牙本质形成、无症状后,再用复合树脂充填修复。冠折露髓者,若年轻恒牙根尖未发育完成,应根据牙髓暴露多少和污染程度做活髓切断术,以利于牙根的继续发育,待根尖形成后再做根管治疗;牙根已发育完成者可做根管治疗后修复牙冠。

4.5 牙外伤全脱位应该如何处理?

16 岁的小夏是校足球队的主力前锋,在一次友谊赛中争抢头球时,上门牙不慎撞在对方球员的头上,他当时感到剧痛无比,口中充满了血腥味,还有异物,吐出一看,竟然是自己的右上门牙。老师和队友见状后,连忙带着小夏前往医院,那这种情况下脱出门牙应该如何保存处理呢?

牙齿受外力作用而脱离牙槽窝者称为牙脱位。由于外力的大小和方向不同,牙脱位的表现和程度不一,轻者偏离移位,称为不全脱位;重者可完全离体,称为全脱位。小夏的门牙属于牙完全脱位。牙完全脱位者,可见牙完全离体或仅有少许软组织相连,牙槽窝内完全空虚。牙全脱位可伴有牙龈撕裂。

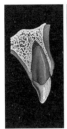 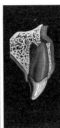 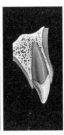 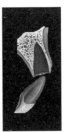

不全脱位　　　唇向脱位　　　嵌入性脱位　　　完全脱位

牙全脱位后,如果牙齿已落地污染,就应就地用生理盐水或无菌水冲洗,然后放入原位。如不能立即复位,可将患牙放置于患者的舌下或者口腔前庭处,也可放在盛有牛奶、生理盐水或自来水的杯子内,切忌干藏,并尽快到医院就诊。对于完全脱位患牙在半小时内进行再植,90%的患牙可避免牙根吸收。因此,对完全脱位患牙,就诊后医师会根据患者的年龄和离体时间的长短,做出具体的处理方案:根尖发育完全的脱位牙,若就诊迅速、复位及时,应该在术后 3～4 周进行根管治疗术。因为这类牙齿再植后,牙髓不可能重建血循环,势必坏死,进而引起炎症性的牙根吸收或根尖周病变;如果在再植前做根管治疗术,延长了体外时间,将导致牙根吸收。一般牙再植后 3～4 周,松动度减小,而炎症性吸收又刚好开始于此时。所以再植后 3～4 周做根管治疗是最佳时期。如果在脱位 2 小时后就诊者,牙髓和牙周膜内细胞已坏死,不可能期望牙周膜重建,因而只能在体外完成根管治疗术,并经根面和牙槽窝刮治后,再将患牙植入固定。年轻恒牙完全脱位: 若就诊迅速或自行复位及时者,牙髓能继续生存,一般疗效较好。若是就诊不及时或拖延复位时间,则只能在体外完成根管治疗术,搔刮牙槽窝和根面后再植,预后欠佳。

4.B 青少年刷牙时出血是什么原因?

12 岁的小婷最近刷牙时吐出的泡沫中经常带有血丝,刷牙后出血会自行止住,而且牙龈缘和牙齿之间的牙龈会呈现出红肿的状态,有时甚至还会呈小球状增生突起,但小婷也没有其他不适感。那么像小婷这种青少年时期的牙龈红肿到底是何种口腔疾病呢?

小婷所患为青春期龈炎,常见于一部分处于青春期的人群,男女均可患病。青春期龈炎的发病与局部牙菌斑聚集有关,但牙龈炎症增生的程度往往明显超过局部刺激的程度。牙龈炎症主要表现在牙龈边缘和龈乳头区,局部牙龈红肿肥大,其明显的特征是轻刺激易出血,有时牙间龈乳头可以呈球状增生,通常以唇侧牙龈为主。青春期后,牙龈炎症增生会逐渐自行减轻,但只有彻底清除菌斑和牙石之后牙龈炎症才能彻底消失。

处于青春期这一年龄段的人群,由于恒乳牙更替、牙列不齐、口呼吸及戴矫正器等,造成牙齿不易清洁,加之该年龄患者一般不注意保持良好的口腔卫生习惯,如刷牙、用牙线等,易造成菌斑的滞留,引起牙龈炎,而牙结石一般较少。青春期少年体内性激素水平的变化,是青春期龈炎发生的全身因素。牙龈是性激素的目标组织之一,由于内分泌的改变,牙龈组织对菌斑等局部刺激物的反应性增强,产生较明显的炎症反应,或使原有的慢性龈炎加重。如果口腔卫生维护良好,牙面细菌的量很少,单纯的激素作用是不会导致炎症的。

青春期龈炎的治疗:提高患者自我控制菌斑的

能力,保持良好的口腔卫生习惯是获得良好疗效的关键;洁治,除去龈上、龈下的牙石和菌斑;纠正不良习惯;改正不良修复体或不良矫正器;定期复查,进行牙周维护治疗。若不及时治疗牙龈炎症,长期发展可能导致慢性牙周炎。

另外值得注意的是,青春期龈炎需与白血病的牙龈病损相鉴别。后者多发生在儿童及青年急性白血病患者,口腔表现多为牙龈明显肿大,波及牙间乳头、边缘龈和附着龈,外形不规则呈结节状,颜色暗红或苍白,牙龈和黏膜自发性出血,且不易止住。多伴有乏力、发热、贫血等全身症状,可有局部和全身淋巴结肿大。血细胞分析和血涂片检查可发现白细胞数目及形态异常,骨髓检查可明确诊断。

4.7 下前牙两个牙齿像是长在了一起是什么原因?

小华 16 岁,发现下面一排的牙齿,在中间的门牙处有两个牙齿长在一起,虽然没有任何不适感,但自己感觉很难看,也很别扭。他想知道能不能拔掉,而且是什么原因使两个牙齿长一起的。

在牙齿发育时期,由于机械压力因素的影响,两个正在发育的牙胚融合或结合为一体,或是因一个牙胚分裂为二,牙冠呈两个牙的异常形态,称为双牙形态。根据形态和来源,可分为融合牙、结合牙和双生牙。

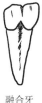

融合牙　　　　　　结合牙　　　　　　双生牙

融合牙是由两个或两个以上正常牙胚牙釉质或牙本质融合在一起而成,牙齿可以完全融合,也可以仅为冠融合或根融合,但牙本质是连通的。无论是乳牙还是恒牙,均可发生融合牙,最常见于下颌乳切牙。有融合牙的牙列中牙齿数目相应减少。除牙齿发育受压力因素影响外,遗传倾向、全身系统性疾病、消化系统疾病、感染性疾病等均可使造釉细胞发育发生障碍,造成牙齿形态异常。乳牙融合牙常并发继承恒牙先天缺牙现象。

结合牙是指两个或两个以上基本发育完成的牙齿,由于牙齿拥挤或创伤,使两个牙根靠拢,由增生的牙骨质将其结合在一起,可发生在牙齿萌出前或萌出后。与融合牙不同,结合牙的牙本质是完全分开的。

双生牙是由于牙胚在发育期间,成釉器内陷将牙胚不完全分开而形成,是由一个牙胚发育而来,通常牙齿数目不少。牙冠有完全分开和不完全分开两种,但其形状是对称的。双生牙与融合牙,尤其是与牙列中正常牙和多生牙之间形成的融合牙难以区分。

处理措施:融合牙的近远中径均明显小于非融合的两个同名牙近远中径之和,如果将来继承恒牙牙胚都存在的话,等到恒牙萌出时候,其后继萌牙间隙就不够,而且牙齿融合处极易发生龋坏。所以有乳牙融合牙的儿童应及时检查牙齿牙列情况。融合牙的存在影响牙列的大小,尤其当双侧出现融合牙时,对牙列大小影响更大。融合牙所在颌的牙列长度、牙弓宽度和长径均小于正常者。所以待乳、恒牙替换时,应予以观察并做好预防性矫正的准备。融合牙如影响美观,上前牙可以修改外形,采用光固化树脂修复恢复外形。双生牙引起功能障碍者产生症状的情况下可作根管治疗,切除非功能牙区。结合牙可考虑切割并拔除非功能牙。

4.8 青少年出现牙龈炎症、牙齿明显松动 是什么原因?

小陈,17岁,近半年来刷牙出血,自觉上门牙和上颌"六龄牙"松动越来越明显,她想保住自己的牙齿,不想拔牙,已在外院进行过简单的洗牙治疗,无明显改善。那这到底是不是普通的牙周炎? 病因是什么? 该如何治疗呢?

根据小陈的描述,她得的是侵袭性牙周炎,目前病因尚未完全明了。现认为某些特定细菌的感染,以及机体防御能力的缺陷是引起侵袭性牙周炎的两方面主要因素。其中,伴放线放线杆菌是侵袭性牙周炎的主要致病菌。

全身背景包括:白细胞功能缺陷;产生特异抗体;遗传背景,本病常有家族聚集现象。

临床表现:根据患牙的分布可将侵袭性牙周炎分为局限型和广泛型。快速进展的牙周组织破坏是侵袭性牙周炎的主要特点。本病患者一般年龄较小,发病可开始于青春期前后,女性多于男性,但也有人报告年幼者以女性为主,稍长后性别无差异。本病一个突出的表现是局限型患者的菌斑、牙石量很少,牙龈表面的炎症轻微,但却已有深牙周袋,牙周组织破坏程度与局部刺激物的量不成比例。牙龈表面虽然无明显炎症,实际上在深袋部位是有龈下菌斑的,而且袋壁也有炎症和探诊后出血。广泛型的菌斑、牙石量因人而异,多数患者有大量的菌斑和牙石,也可很少;牙龈有明显的炎症,呈鲜红色,并可伴有龈缘区肉芽性增殖,易出血,可有溢脓,晚期还可以发生牙周脓肿。局限型侵袭性牙周炎的特征是"局限于第一恒磨牙或切牙的邻面有附着丧失,至少波及两个恒牙,其中一个为第一磨牙。其他患牙不超过两个"。广泛型的特征为"广泛的邻面附着丧失,侵犯第一磨牙和切牙以外的牙数在三颗以上",也就是说,侵犯全口大多数牙。

疾病治疗:特别强调早期、彻底的治疗,主要是彻底消除感染。治疗原则基本同慢性牙周炎,洁治、刮治和根面平整等基础治疗是必不可少的。多数患者对此有较好的疗效,治疗后病变转入静止期。但因为细菌可入侵牙周组织,单靠机械刮治不易彻底消除入侵的细菌,有的患者还需用翻瓣手术清除组织内的细菌。本病治疗后较易复发,因此应加强定期的复查和必要的后续治疗。

抗菌药物的应用：本病单纯用刮治术不能消除入侵牙龈中的细菌,残存的细菌容易重新在牙根面定植,使病变复发,因此主张全身应用抗生素作为洁治和刮治的辅助疗法。

5 青年期

5.1 什么样的智齿需要拔除?

丫丫这两天工作繁忙,不是加班就是出差,结果突然觉得嘴里下面一排最后的那颗牙齿牙龈老是胀胀的,吃饭的时候碰到还会疼。好不容易工作总算告一段落了,牙龈却肿痛得更加明显了。丫丫忍无可忍,于是去口腔科医生那里检查了。医生看了以后告诉她,这是因为这两天她过于劳累以后,抵抗力下降,引起智齿发炎了。所幸程度并不严重,给她开了点漱口水,嘱咐她好好休息,预约了一个时间,等牙龈不疼了以后帮她把智齿拔掉就可以了。那么什么情况下智齿需要拔除呢?

正常的成年人一般有28~32颗恒牙。为什么会出现一个范围而不是确切的数字就是因为智齿的存在。由于现代人饮食的精细化,导致咀嚼功能发挥不充分,引起颌骨的退化,从而导致智齿的不萌出或不全萌出,甚至于完全不存在,因此并不是每个人都有 4 颗智齿。智齿通常指的是第三磨牙,是整个牙列中最后一颗牙齿,因此民间会有"近根牙"这样一个别称。而正是由于智齿的不萌出或者不全萌出,才导致了它们迎来了需要被拔除这样一个结局。接下来我们来谈谈几种需要拔除的具体情况。

(1)智齿向前阻生。由于没有足够的位置萌出,被牙龈、牙槽骨或前面的牙齿阻挡,没有萌出到正常的角度和高度的牙齿,我们称之为阻生。智齿向前面的牙齿倾斜阻生常见于下牙,在两个牙齿之间会形成一个角度。当智齿的牙根生长时,在骨内遇到的阻力会导致智齿顶向前面的牙齿,久而久之前面的牙齿就会被顶出一个洞。而由于顶的位置通常位于靠近牙根的位置,对将来的修补造成很大的难度。因此如果你的智齿是以这样的方式生长的话,这就是一颗定时炸弹。即使目前没有任何不适的症状,也务必请在它引爆造成巨大灾难前将它拔除,消除隐患。除此以外,这些向前顶的智齿还有可能推动前面的牙齿缓慢地移动,引起门牙的拥挤扭转,造成牙列不齐。况且由于这样的智齿角度倾斜,几乎失去了咀嚼功能,因此一般医生都会建议进行预防性的拔除。

（2）智齿向外侧倾斜。这种情况多见于上牙，原因同样是由于颌骨的量不够，导致的萌出方向不正。这样的智齿虽然不会引起上面所说的将前面牙齿顶坏的情形，但由于其向外倾斜，位于整个牙弓的外侧，刷牙时常常不易清理干净，容易引起此处食物残渣积存于牙齿和外侧的颊部软组织之间，从而导致龋齿的发生。由于此处位置靠后，且有外部颊组织阻挡，口腔科医生操作困难，因此发生龋坏后常常难以修补。而且有时龋洞形成的锐利边缘经常与颊部发生摩擦，长此以往可能还有发展为癌性溃疡的可能，所以遇到这样的情形也是尽早拔除为上策。

（3）智齿被牙龈所覆盖。当智齿的萌出不足，部分暴露、部分被牙龈覆盖时，牙龈和牙齿之间存在一个空隙。这个空隙由于上方牙龈的覆盖，刷牙是无法清理到的，因而在此处往往会形成一个容纳细菌的盲袋。细菌在此处休养生息，一旦人体抵抗力下降，它们便伺机而动，引起急性炎症，表现为牙龈肿痛，严重者甚至会引起相邻间隙感染，整个半边脸都肿起来。如果此类炎症反复发作，那么也是需要拔除智齿的。丫丫就属于此类情况。但是当牙龈还处于急性炎症阶段时是不能拔牙的,因为可能会引起感染的进一步扩散。因此医生决定待丫丫的炎症控制后再行拔除。

5.2 发黑的牙齿都是蛀牙吗?

丫丫洗漱完,照照镜子整理仪容,突然发现门牙的缝里有点隐隐发黑,心想:牙齿怎么变黑了?难道是蛀牙了?可是平时没有任何感觉啊。带着心中的疑虑,丫丫走进了口腔科的诊室。丫丫将心中的疑问告诉了医生,医生经过口腔检查和拍摄牙齿的 X 线片后确认了蛀牙的存在。所幸丫丫发现及时,当天就将牙齿补好了。那么如果看到牙齿发黑了,就一定是蛀牙吗?

其实牙齿发黑可以分为好几种不同的情况,我们逐一为大家分析一下。

(1)牙面整体暗沉或呈现条带状暗纹:这种情况多见于四环素牙。四环素牙是由于在牙齿发育期摄入了四环素类药物,使其沉积到牙组织,使得牙齿着色。但近年来随着医疗水平的发展和科学知识的普及,孕妇以及婴幼儿已经很少有机会接触到四环素类的药物了,因此这种现象也随着时代的进步而逐渐减少了。

（2）牙面在靠近牙龈部位呈现细密的喷砂状褐色斑纹：此类情况多见于外源性的色素沉着。这里的色素沉着可不是晒太阳晒出来的哦，而是由于口腔每天经常接触到的食物、药物或者某些附着在牙齿表面会产生黑色素的细菌作用以后才形成的。提醒下大家，除了经常能想到的咖啡、茶等深色的饮料以外，某些药物例如补铁制剂甚至某些漱口水长期使用也有可能会形成色素附着哦。

（3）牙齿靠近牙龈的地方出现巧克力色的粗糙斑块：这种情况我们需要一分为二地来看。如果这种斑块突出于牙齿表面，那么极有可能是牙结石。此时只需要通过洗牙就能去除了。但如果这种斑块低于牙齿表面，是个凹下去的洞，平时遇到冷热刺激这个部位还会感觉到酸痛，那极有可能是个龋洞了，这种情况就需要医生进行补牙。

（4）口腔后部磨牙的窝沟发黑：如果看到口腔后部磨牙的窝沟上出现了黑线黑点，此时要引起重视了哦！我们真正的主角——龋齿可能在慢慢的发展中。当然这些沟沟槽槽发黑也有可能是色素沉着的表现，但是如果不引起重视任其发展，也是有可能最终发展成蛀牙的！有时这些黑线、黑点看着很细小,但由于牙齿内部牙本质位置排列的关系,细菌沿着牙本质深入扩展,形成的龋洞有时简直深不可测,这种潜掘性的龋损表现为口小底大,形状有点类似于烧瓶,听之任之最后这里就变成细菌的宫殿,会越造越宏伟的哦!所以一定要尽早发现、尽早治疗!

(5)牙齿和牙齿相互邻近的牙面隐隐约约发暗:不知道大家平时刷牙的时候有没有注意到,我们通常刷得到的只有牙齿的 3 个面,外侧面、内侧面和咀嚼面。但每个牙齿互相排列的时候都还有两个紧挨着的面是牙刷无法到达的。大家可能会想牙齿都紧挨着了刷不到应该没有关系吧?那你就大错特错了。细菌是我们肉眼都无法观察到的微生物,牙缝这点距离可难不倒它们。这也是为什么有些朋友抱怨明明每天认认真真刷牙,牙齿却还是蛀了的原因。而且此类龋齿发生都极其隐匿,很多人都是等龋齿发展到龋洞扩大至咀嚼面了才发现的。而此时往往龋坏程度已经非常之深了。像我们的丫丫就是及时发现了,才没有造成进一步的恶果。

所以看到牙齿发黑,情况是非常复杂的。如果自己有无法确定的情况,还是及早寻求正规口腔科医生的帮助吧,定期检查是非常有必要的哦!

5.3　牙齿为什么会在毫无刺激的情况下出现疼痛?

　　丫丫打电话给小白,约小白出来吃饭,没想到小白电话里愁云惨淡:"哎呀,别提啦,上次吃完饭回家以后,我都睡觉啦,不知怎么的突然牙齿好疼好疼,活活把我给疼醒了,连着我头都疼起来了,后来吃了止痛片才稍有好转。不过这两天我都没办法好好吃东西呢。我们还是下次再约吧。"丫丫听了后劝小白一定要快点去看医生做治疗,小白嗯嗯地应着就把电话挂了。那么在没有任何刺激的情况下,牙齿就疼起来了是怎么回事呢?

　　在没有任何诱因的情况下牙齿出现疼痛,我们称之为自发痛。这种情况可见于以下几种情况。

　　(1)牙髓炎。像小白这种在夜间发作、会放射至头部的自发痛是口腔科患者中最常见的一种典型症状,那就是牙髓炎。牙髓在牙齿中央的空腔内,当由于龋齿、外伤等因素导致牙髓感染发炎时,牙髓腔内的压力会增大,而这种压力如果没有释放的出口,那就只能憋在坚硬的牙齿内部,犹如高压锅炖猪脚,想有多痛就有多痛。这种疼痛往往在夜间发作,还可能会放射至整个半侧的头面部,产生一种前后上下半侧的牙齿都在疼痛的错觉,以至于很多患者无法分辨清楚牙疼的具体位置。此时一定要让医生细心地检查,找出真正的病灶。在牙齿上打了洞与牙髓腔相通后,这种压力就能得以释放,缓解患者的痛苦。

(2)牙龈炎症。口腔本身是个污染的环境,里面驻扎着 600 多种细菌。听到这里大家可能会觉得不可思议,我们明明每天早晚都会刷牙漱口,如果真的有那么多细菌,我们不是早就生病了吗?但细菌其实也不都是有害的,而且在口腔中的那么多细菌互相协同、互相制约,使得它们在我们口腔中达到一个平衡的状态。但是当人体自身的抵抗力减弱,或者某些有害细菌的毒力增强时,这种平衡就会被打破,此时这些埋伏在牙龈附近的细菌就有可能引起牙龈炎症,表现为自发的牙龈胀痛,甚至化脓。对于这种情况除了要好好休息以外,要更加注意口腔卫生,不能给患病的部位提供支援,必要时甚至可能需要服用一定的抗生素。等急性症状缓解后,可能要去医院或诊所清洗牙齿,以预防此类情况的再次发生。

（3）心绞痛引发的疼痛。这种情况非常少见，有些老年人左侧牙齿自发疼痛时，并没有发现牙齿有问题，这是因为有一些心绞痛也可能表现为放射至左侧牙齿的疼痛，此时就一定要去心内科及时就诊了。

5.4 什么是根管治疗？

小白听了医生的话，明白了自己的牙齿只是由于蛀牙导致牙根发炎了，便松了口气。于是她问道："那现在这个蛀牙能直接补上吗？"医生答道："要治疗这个牙齿，需要先把蛀坏的部分清除干净，得等到在进行根管治疗之后才能补上。""根管治疗？"小白有点困惑了，"那是什么呀？"

治病不能只对牙痛、牙龈溢脓这些病症的"标"着手，而要从根本上消除病因。根管治疗就是从病因出发，消除牙髓、根尖周组织炎症的治疗方法。根管是牙根中容纳牙髓组织的管道，之所以要进行根管治疗，是由于在其中的牙髓组织发生了感染，导致牙髓或根尖周围的组织产生了炎症。使用专门的器械和方法对根管进行清理，清除其中的感染物质，最后将这些空隙填满封闭，并将牙齿上的缺损修复起来。通过这一系列的处理,将感染的源头消灭后,才能预防根尖周围炎症的发生或促进炎症的愈合。

什么样的牙齿需要根管治疗呢?当牙齿产生了过深的龋坏,细菌感染影响到了牙髓或牙根尖周围的组织时;牙齿受了较大的外力撞击,产生了缺损引起牙髓外露感染时;虽然牙齿没有缺损,但由于撞击直接损伤了进出牙根的血管,导致牙髓坏死时。这些情况都需要进行根管治疗。然而,如果牙齿的缺损过大,或者因为牙周炎的关系导致牙齿周围的骨组织被破坏得较多的话,这些牙齿由于无法保留,因此即使出现牙髓或根尖周病损,也没有根管治疗的必要了。

接下来给大家简单介绍一下根管治疗的流程。由于牙髓在牙齿的中央,医生必须通过在牙齿上钻个洞才能到达这些位置。然后医生会使用一些带有螺纹的"针",通过旋转提拉的方式将黏附或依存在细细的根管内的感染物质清理出来。一些没能附带出来的碎屑则通过消毒药水冲洗出来。整个清理的工作都在根管内进行,既要将所有的部位尽可能地清理到,又不能超出到牙根之外,超出的话反而会损伤到牙根外的组织,因此医生必须要确定牙根的长度。由于牙根长在颌骨内，每个人的每个牙根长度不一，而医生又没有透视眼，因此在整个过程中需要使用特定的仪器，比如拍摄一些 X 线片来确定牙根的长度。然而即便如此还是会有一些漏网之鱼遗留在了根管内。为了更严密地控制住这些感染物质，医生会在根管内放置药物达到一定的时间，起到消毒的作用。之后再用干净的材料填满整个根管，封闭腔隙。细菌没有了生存的空间，也就没办法继续作怪了。最后再把原来被磨除掉的牙齿的部分修复起来，以恢复整个牙齿的外观和功能，这样一个完整的根管治疗就结束了。

5.5　接受根管治疗的注意事项有哪些?

　　小白听了医生的解释，明白自己的牙齿是非治不可了，也大致了解了根管治疗的过程，终于下定决心接受治疗，但是心里还是有点没底，怯怯地向医生问道："医生，那根管治疗疼不疼呢? 我还能不能正常吃东西啊? 刷牙的时候又有什么要注意的呢?"医生把一张治疗须知交给了小白说道："需要注意的事项都在上面了，你可以先看一下，还有什么问题的话可以再问我。"那么根管治疗的时候，我们作为患者要注意点什么问题呢?

之前和大家介绍根管治疗的时候,大家肯定都有这个困惑,牙神经发炎的时候都快疼死了,那要把牙神经这样的牙髓组织都清理掉该有多疼啊!事实上,医生会根据每个患者牙髓不同的情况,决定是否使用麻醉药进行麻醉。如果是牙髓发炎,牙神经还具有活力的,代表牙神经还有感觉,那么医生会采用局部注射麻醉。听到麻醉,总有些患者会担心,会不会对大脑有影响。事实上,这种局部麻醉量非常小,且都是注射在口腔局部,因此完全不会对大脑有任何影响。但是局部麻醉也会有一定的风险。由于有些麻醉剂内含有少量的收缩血管的药物,会引起血压的增高,因此如果是患有高血压且控制不良的患者一定要告知医生,以便医生选择合适的麻醉剂。麻醉还有一种并发症就是晕厥,这通常是由于一时性的中枢缺血所致,可由于恐惧、饥饿、疲劳等因素引起。因此在实施麻醉前请务必放松心情,且不能是空腹状态。在有些下后牙的麻醉过程中可能会出现麻醉后面瘫、牙关紧闭的情况,这种多为麻醉剂流入了面神经周围或咀嚼肌内,当麻药经过几小时被完全代谢后即可恢复。

但是如果牙髓已经坏死,牙神经就没有感觉

了,在这种情况下,治疗时便不需要进行麻醉。

由于牙髓腔在整个牙齿的中间,因此医生为了达到这个位置,必须在牙齿上钻一个洞。并且很多牙齿是由于龋坏过深才引起牙髓出问题,因此本身把龋坏部分去除干净后牙齿的缺损就很大。因此这样的牙齿就像一个空鸡蛋壳一样是非常脆弱的,如果咬到了坚韧的东西就容易发生折裂。而牙齿一旦折裂过深就必须拔除。虽然每次就诊结束时,医生会用临时材料将洞口封好,但强度是不够的。因此在根管治疗期间吃东西都要尽量小心,避免进食需要较大咀嚼力的食物,但一般的饮食包括刷牙都不会对它产生影响。

在根管治疗每次就诊结束后的当天或次日,有的患者可能会出现牙齿发胀的感觉,当上下牙齿咬合在一起时疼痛尤为明显,但过了一两天这种感觉就慢慢消失了。对于这种情况是不需要做任何处理的,也不需要服用任何药物,这是治疗的一过性反应,可能是拔除牙髓的小创口引起的,也可能是治疗时对牙根尖周围的组织产生了一定的刺激。但是如果这种疼痛没有减轻,在三四天后反而逐步加重了,甚至引起了牙龈的肿痛,那就一定要找医生处理了,可能需要将封在牙齿上和牙齿内的材料去除,必要时配合抗生素的使用;严重者如果伴有脓肿的形成,则需要进行局部切开引流。

5.6 做完根管治疗的牙齿还能用吗?

小白终于做完了根管治疗,问医生:"医生,之前你说牙齿里原来是有牙神经的,那现在神经都没有了,我这个牙齿没有感觉了,那是不是就是死了,就没用了呀?"医生回答:"牙神经虽然没有了,失去了感觉,但牙齿还在呀,只要做个冠就可以了。"为什么要做冠呢? 冠是什么呢? 做完根管治疗的牙齿是真的没用了吗?

根管治疗过程中,由于牙髓腔在整个牙齿的中间,为了到达这个位置,必须在牙齿上钻一个洞,并且很多牙齿是由于龋坏过深才引起牙髓出问题,因此本身把龋坏部分去除干净后牙齿的缺损就很大。而且牙齿的营养主要是由牙髓腔内的牙髓组织来供给的,根管治疗将它们去除后,牙齿会慢慢地变干、变脆。因此根管治疗后的牙齿较为脆弱,可以通过制作一个人工的牙全冠套在整个牙齿的外面,就像给牙齿戴了个"金钟罩"一样,达到保护牙齿的目的。这类冠的材料有金属、烤瓷、全瓷。其中大家最为熟悉的可能就是烤瓷冠了,它其实是金属内胆外由瓷层覆盖的人工冠,金属的内胆保证了冠的强度,外层的瓷提供了接近天然牙的美观。但正因为瓷所具有的脆性,使用不当或时间长了之后,瓷层会产生崩脱的现象。患者和医生会根据不同的条件对材料进行选择。例如在前牙这些涉及美观的区域,会选择烤瓷、全瓷这样的材料,尽量模拟天然牙的形态。而在后牙区域,有些牙齿修复的空间有限,因此略薄一些的金属冠可能又更为适合一些。但为了给人工冠腾出空间,必须先将牙齿整体磨小一圈。而近年来,随着技术的进步,除了冠以外还出现了嵌体、高嵌体之类的修复体。所谓嵌体就是嵌入牙齿内部、恢复牙体缺损形态和功能的修复体,相较于全冠牙齿,需要磨除的量更少。这些修复体都是粘固在牙齿上,并不需要取下。但这些修复体也并不是一劳永逸的,所有物品都有其使用限度,因此当这些修复体出现损坏或脱落时则可能需要重新修复或更换修复。

由此可知,做完根管治疗的牙齿通过选择合适的修复方式,还是能继续行使咀嚼功能的,自己的牙齿和牙根得到了保留。如果拔牙后要恢复缺失的牙齿,有三种方式:带钩子、托板的活动假牙,两端固定、像在两边的好牙齿上搭一座桥一样修复缺牙的固定桥,以及在骨头内植入人工牙根、上面再接上人工牙的种植牙。而这些修复方式都有着各自的缺点。活动假牙异物感强、使用不便;固定桥需要打磨缺牙两侧的牙齿,适应证选择不当还可能引起两侧原本完好的牙齿出现牙髓病或根尖周病;种植牙虽然对相邻牙没有损伤,在口内也较为舒适,但由于是人工牙根,缺乏天然牙根周围感受压力的生理结构,失去了对力量的感知,也就缺乏了大脑对咀嚼力量的反馈调节,可能会出现咬合力量过大的情况,且目前的人工牙根均为钉子状的单根,而天然牙根的千姿百态往往使得牙齿在颌骨内更加稳固。因此在其他口腔条件都良好的情况下,如果牙髓出现问题,能通过根管治疗和修复保留牙齿应该是患者和医生的首选。

5.7 补牙有哪些材料?

丫丫自从上次去补过牙以后,对口腔健康特别重视,再加之朋友小白经历了牙疼、牙龈溢脓之后接受根管治疗的惨痛教训,丫丫庆幸自己当时及时发现了龋齿,得到了妥善的治疗,因此更加意识到定期检查牙齿非常重要。于是时隔半年,虽然牙齿并没有什么不适,她再次来到口腔科要求医生进行一下检查。在医生检查时,丫丫告诉医生嘴里后面的牙齿上有一个黑黑亮亮的大黑点:"这到底是色素还是蛀牙呀?"医生一看解释道:"这既不是色素也不是蛀牙,这是你以前补牙的材料,它既没有破损,也没有松动,没有发现有新的龋坏的痕迹,只要定期检查就可以了,放心吧!""原来是这样啊,那上次补门牙的为什么一点都看不出来呢?""那是另外一种材料啦,如果补门牙,用这种银灰色的材料多影响美观啊!"医生答道。那么补牙究竟有些什么材料? 又各自有什么特点呢?

像丫丫看到的那种银灰色、黑黑亮亮的补牙材料是银汞合金,它是由银合金粉和汞组成的。在复合树脂类材料出现之前,基本都是使用它来进行牙齿的修补的。它在抗压强度、硬度和耐磨性方面都表现出众,并且操作方便、性能稳定,因此目前还能在不少后牙上见到它的出现。但大家看到成分里有汞难免会有些担心,这会对我的身体产生损害吗? 会中毒吗? 其实,人体从银汞合金材料中吸收的汞的量极其微小,反而是长期接触材料的医生有血清汞含量升高的情况,但也远低于中毒剂量,因此对于这一点大家不必过虑。但它的缺点也显而易见，由于颜色的关系，这样的材料是无法应用于前牙或者对美观有要求的后牙的。此外，银汞合金主要是依靠医生修磨牙齿上的龋洞形成特定的形状得以固定在牙齿上的，因此难免会有缝隙的产生。而这些缝隙则有可能会引起新的龋损产生或充填体的松动脱落。而且银汞合金在硬固后会有轻微的体积膨胀，因此对于那些容易折裂的牙齿或部位是不适宜用银汞材料来充填的。

而在前牙这些涉及美观的区域，现在大量广泛应用的便是复合树脂类的材料了。复合树脂是由有机树脂基质和无机填料组成的高分子充填材料。这类材料通过相应的粘结剂（类似于胶水）粘结在牙齿上，因此不需要像银汞合金材料那样磨出特定的形状，能降低牙齿的磨除量，并且它还能较好地模拟牙齿的色泽和质地，因此更为美观。有时候我们在补牙时能看到医生用蓝色的灯光照着牙齿，那灯隐隐还能感觉到有点发热。医生是在消毒，还是在烤补牙的材料？其实这是使柔软的复合树脂材料硬固的方式。这类复合树脂材料被称为光固化复合树脂，当医生修补好牙齿的外形之后，就可以使用特定波长的光照射一定时间来硬化材料，这给医生操作提供了充足的时间。但复合树脂材料也并非完美无瑕,要使粘结剂牢牢地粘住材料,必须要求唾液不能污染粘结的界面,因此如果不能很好地隔绝口水,补的材料便非常容易脱落。另外,复合树脂材料还具有一定的收缩性,这有可能会导致裂隙的产生,从而引起微小的渗漏和边缘龋坏的发生。

5.8　成年人能不能进行牙齿矫正?

丫丫在口腔科定期检查时,告诉医生这几年感觉自己原先下前排整齐的牙齿好像发生了一些改变,越来越拥挤了。"医生,请问像我这种情况能不能矫正呢? 不过我听说矫正都是小时候才能进行的,我现在会不会有点晚呢?"医生检查完口腔里的情况后,建议丫丫先去拍一些 X 线片后再进一步确定能否治疗。那么成年人还能不能做矫正呢?

口腔正畸就是老百姓们俗称的矫正牙齿,通常进行的最佳时期是在第二恒磨牙(智齿前一颗的磨牙)于 12 岁左右萌出时。因为如果乳恒牙同时存在,牙列的咬合不稳定,变化较快,诊断较难。而在最佳时期时,能萌出的恒牙(除智齿外)已经全部萌出，牙列的总长度和面部的宽度不再增加或增加甚微，牙齿咬合的关系也已经发展到最后稳定的阶段了，因此此时对牙列和相应颌骨关系的畸形错位诊断都较为明确，且此时孩童处于生长发育期，骨质的生长活跃，因此此时移动颌骨内牙齿的位置关系更为容易。而成年后，颌骨的生长发育停止，生长潜力有限，颌面部骨骼肌肉间的力量平衡以及牙齿咬合时的接触关系都处于一个稳定的状态，因而硬要打破这样的局面，必须慢慢来，不可操之过急，不然稍有不慎可能会引起医源性的咬合创伤，也影响了正畸后的稳定性。

此外，成年人还有可能伴随着牙周病、颞下颌关节（即在张口闭口时运动的颌面部关节）紊乱以及各种牙体缺损等疾病，存在一些变数，会影响到正畸的可行性和效果。因此，成年人做正畸治疗效果定然不如儿童，并且所需时间也会比较长。但这并不意味着正畸治疗就绝无可能，只是挑战难度较大，可能需要如牙周、颞下颌关节、修复等学科与正畸医生多方配合，制定更为缜密和个性化的治疗方案。而对于一些严重的发育性或外伤导致的骨性的牙颌面畸形，需要通过正颌手术和正畸联合治疗的方法进行矫正。当然，患者的全力配合也是重要的一环，因为在正畸过程中可能需要在牙齿上粘固矫正器或者佩戴隐形矫正器,在这些器械与牙齿之间的缝隙特别容易引起菌斑的滞留,稍不注意则可能引起牙周炎或龋病的发生,因此做好个人口腔卫生工作尤为重要。在正畸治疗结束后可能还需要长期佩戴保持器来稳定排齐后的牙列,因此成人正畸是一项相对复杂的工程,它的成功离不开医患的共同努力。

5.9 烤瓷牙和全瓷牙有什么区别?

经过一个月的治疗,小白终于完成了一颗牙齿的根管治疗,她心想:"太好了!终于不痛了,现在可以好好大吃一顿了。"正当小白内心窃喜之时,牙医建议为了使牙齿更坚固,小白还需要做一个牙套去保护牙齿,小白也决定听从医生的建议,可是她却在牙套的材料上犯了难。这样的疑惑恐怕很多患者也遇到过。

作为一名牙体牙髓科的医生,每天我们会面临很多根管治疗后的牙齿,出于对牙齿强度和美观的考虑,时常会建议患者做牙冠修复。在谈到牙冠材料时,面对形形色色、价格不一的牙冠种类,患者时常觉得很疑惑,烤瓷牙和全瓷牙有什么区别? 为什么价格相差那么大? 到底哪一种适合我呢? 下面我们来简单介绍下。

牙冠按材料来分,可分为烤瓷牙和全瓷牙。烤瓷牙的全称为烤瓷熔附金属全冠,是一种由瓷熔附到铸造金属基底冠上的金瓷复合结构的修复体。通俗地讲,就是里面是一个金属底冠,外面上一层瓷,所以它兼具金属的强度和瓷的美观,在很长一段时间深受患者和医生的喜爱。随着材料的发展,全瓷牙开始投入临床使用。顾名思义,全瓷牙是指用陶瓷材料制成的整个修复体,与烤瓷牙最大的区别是不含金属。

首先我们需要了解,不管是烤瓷牙还是全瓷牙,临床操作步骤都是相似的,需要医师磨除少量的牙体组织,为牙冠预留位置,然后通过使用取模材料或者是口内扫描等方式来复制口内牙体的状态,交给技师完成最终的修复体制作。

俗话说,一分价钱一分货。全瓷牙与烤瓷牙相比较有以下三大优势:

(1) 牙齿透明、逼真、美观。烤瓷牙的金属内冠不透明,需用不透明瓷遮盖金属基底,影响了牙齿的透明度,这样烤瓷牙对光线的散射就不同于真牙,在强光直射的时候,烤瓷牙就会失去自然的色泽,显露很白的本色。全瓷牙的内冠不再使用金属,而采用与牙齿颜色相近的高强度瓷材料制成,因此较金属基底烤瓷修复体更美观,半透明度与天然牙近似,修复后牙龈边缘表现更加自然,可达到仿真效果,外形就更像真牙了。

（2）牙龈不会变黑,不影响美观。某些烤瓷冠内部金属化学性质不稳定,其金属离子析出后,出现口腔异味,金属离子沉积于颈缘牙龈,使牙龈变黑,烤瓷牙颈缘发黑,从而影响美观。全瓷牙与人体有着良好的生物相融性,不会出现牙龈变黑问题。

（3）不影响核磁共振检查。烤瓷牙的金属内冠有可能对脑部和颈部的核磁共振检查产生影响。其中,金合金的影响最小,软质钴铬合金次之,硬质钴铬合金最大。全瓷牙不会对附近组织的磁共振检查产生影响。

世上万物同理,没有最好,只有最适合。如果你不确定哪种牙冠适合自己,那么信任你的主治医生,听从他/她的建议,也是一种很好的选择。

5.10 门牙牙缝太大怎么办?

小白和每个爱美的姑娘一样都喜欢拿着手机

自拍,可是她总是抿着嘴巴笑,丫丫看了看小白的照片,奇怪地问道:"小白,为什么每次看你的照片你都好像故意抿着嘴呢?"小白苦恼地说:"你看我的门牙,笑起来一点也不好看,中间有条这么明显的牙缝,所以我才抿着嘴笑的。"说完她又叹了一声气。

其实,在面部五官中,牙齿和眼睛、鼻子一样,对容貌的影响非常大,特别是前牙,一笑一颦之间,牙齿尽露于他人眼底。有的时候因为各种原因会导致门牙牙缝偏大,这不仅会影响一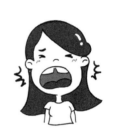个人的形象,也不利于健康,让人在工作和生活中像小白一样失去自信。到底是什么让门牙牙缝变得越来越大了呢?

（1）先天性因素:生理性原因(即发育成的)。如门牙牙缝大是因为唇系带附着太低造成的,这种情况需要先进行唇系带修整术;或者是因为牙齿发育畸形,如过小牙和畸形牙,可导致门牙牙缝过大;或者是牙列不齐导致的门牙牙缝过大。这些情况下解决牙缝过大的方法主要有几种,第一种是树脂充填术,简单经济,但是美观性和永久性不佳,树脂老化后颜色会改变,同时容易脱落。第二种是美学冠修复或者贴面修复,时间要求短,美观性能佳,稳定性好,但是牙齿有一定程度的磨损,费用较高,比较适合同时伴有形态、颜色不佳的情况。第三种是牙齿矫正,费用高,治疗周期长,但同时能有效解决各种牙颌畸形,如龅牙、地包天、牙齿拥挤、牙缝过大等。

(2) 缺牙不管:牙齿因各种情况无法保留导致的缺牙或者是先天缺牙,将牙齿缺失置之不理,未进行及时修复,随着时间的推移邻牙发生移位,形成过大的门牙牙缝。这种情况下应该结合口腔整体情况对缺失牙进行修复和关闭过大的牙缝,有时候需要配合正畸治疗。

(3) 龋齿:龋齿是口腔内最常见的疾病,带来的危害不小,细菌腐蚀牙齿后导致门牙邻面出现龋坏,牙体组织缺损,牙齿间隙增宽,这种情况出现的门牙牙缝过大还伴有颜色改变,一般是褐色或者是黑色。患者应该及时进行龋病治疗,去净龋损组织,恢复牙齿的形态与功能。若已经涉及牙髓病变或者根尖周病变,则需要根管治疗后再行美容冠修复。

(4) 牙周疾病:牙缝间充满了牙龈组织,医学上又称牙龈乳头。如果口腔卫生不佳,牙龈乳头很容易发炎、出血,每次的发炎、出血都会降低牙龈乳头的高度,导致牙槽骨吸收,时间越长,牙龈萎缩越明显,门牙缝隙也越大。患者必须接受专业的牙周病治疗,如龈上洁治、龈下刮治、牙周手术等。但已萎缩的牙龈很难回到正常高度,只能维持现有的牙槽骨高度或减缓牙槽骨吸收的速度。平日生活中应注意保持口腔卫生,坚持刷牙,养成使用牙线和牙间刷的习惯,掌握正确的刷牙方法,如 Bass 刷牙法。

5.11　嵌体是什么?

　　身为吃货的丫丫最近真是为自己的牙齿伤透了脑筋。她有两颗补过的牙齿,可是补牙材料一直掉,反反复复补了好几次了,还是老样子。其实也难怪,牙面上这么大的窟窿,要补结实还真的不容易。丫丫心想难道只有补牙这个方法了吗? 有没有其他更好的选择呢?

　　随着大家生活水平的提高,口腔保健意识越来越强烈,微创修复的观念深入人心,嵌体开始逐渐被人们所了解。这项治疗技术其实历史也很久远,

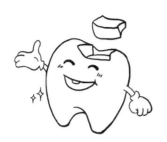

在欧美以及日本等国家比较常见。但是在中国因为一些因素的影响,没能在临床上广泛地推广。

简单而言,嵌体是一种嵌入牙体内部,用以恢复牙体缺损的形态和功能的修复体。嵌体最常适用的情况有两种:嵌体补牙和根管治疗后嵌体修复。

(1)嵌体补牙。传统的补牙方法就是把蛀的部分磨掉,然后再补上材料,最后进行抛光,方便快捷,能一次完成。但是如果牙洞比较大,直接补牙后材料很容易脱落。另外,传统的补牙是在口内完成的,整个操作过程受到口腔内唾液以及医生在口腔内操作空间太小等一些客观的因素影响,最终使得补上去的牙齿寿命不长,很可能引发脱落和继发龋。

嵌体和传统补牙的不同之处是,嵌体是在口外石膏模型上由专门的牙科技师制作出来,然后再由临床医生将其嵌入患者口内,最终粘固形成。嵌体是为牙齿量身定做的修复体,通过粘合剂将其粘在有缺损的牙齿上。由于嵌体在形态、硬度等各方面与牙齿吻合度很好,这样不仅解决了牙齿缺失部分容易变大的难题,也减轻了患者频繁补牙的痛苦。另外一个优点在于,它在整个制作过程中完全避免了在口腔内部操作的干扰因素,这就使得嵌体的制作比传统的补牙要更精细。

但当龋洞较小时,用嵌体修复可能会因其牙体预备的固位要求而多去除一些牙体组织。嵌体是外形线最长的修复体,只能在龋坏率低、口腔卫生好的情况下应用。当有磨牙症或者牙体剩余组织太少时不适合做嵌体补牙。

(2)根管治疗后的嵌体修复。根管治疗后牙体的修复方式既要考虑美观、功能、牙周健康、使用年限等情况,同时也要考虑尽可能保留多的牙体组织。在粘结技术比较成熟的今日,嵌体不失为一种值得推荐的修复方式。

传统的根管治疗后牙体修复采用全冠修复,就是把牙齿整个都包住,其边缘要到达牙龈,在外面不暴露或暴露一小部分的牙体组织。而嵌体只是包住牙齿上面的一部分,下面的牙体部分保留。全冠的优点在于制备相对比较容易标准化,牙冠边缘齐龈或者埋在龈下,减少了剩余牙齿继续龋坏的可能,同时剩余牙齿外围都有全冠包住,受力均匀,不会发生崩折;缺点在于备牙量比较大,原先正常的牙体组织都要磨掉。嵌体的优点在于备牙量小,但对剩余牙体组织量要求较高。另外,高嵌体的边缘线较长且暴露在口腔中,比较容易附着菌斑,若不及时清除,边缘线容易产生继发龋。到时就可能要拆除,然后去掉龋坏组织后做全冠修复了。

最重要的一点就是:信任你的牙医,让他/她为你推荐一种最合适的补牙/修复方案。

5.12 食物嵌塞怎么办?

小白今天和男朋友约会时遇到了挺尴尬的一件事。他们吃完饭后,男朋友发现小白的牙齿缝里有点绿色的菜叶,于是好心提醒了她。小白顿时觉得尴尬极了,急忙翻自己的包里看还有没有牙线,可是翻遍了整个包也没找到。后来她去了洗手间,可是漱口时还是漱不出来,好不容易用指甲把菜叶剔了出来。她真是为自己的塞牙问题伤透了脑筋。

说起食物嵌塞可能大家不太熟悉,但若提起"塞牙",几乎所有人都有过这种不太愉快的经历。一吃饭食物就卡在牙齿缝中,吃完就必须立马去清理,有时候想剔却又剔不出来。食物嵌塞会带来挥之不去的牙齿挤胀感,时间久了会转化为牙齿一咬东西就疼、口腔异味和牙龈出血。有相当一部分人为此受尽折磨。

食物嵌塞常见于后牙,根据嵌塞的方式不同,可分为以下两种食物嵌塞:①垂直性嵌塞,食物从牙缝上方嵌入牙齿间隙内;②水平性嵌塞,食物由于唇、颊和舌的压力从牙齿侧面"钻"进牙缝里。

知己知彼,百战不殆。从根本上解决食物嵌塞的困扰必须了解其成因。绝大多数的食物嵌塞都是因为牙齿或牙龈的结构出了问题,垂直性嵌塞的可能原因是两邻牙之间失去正常的接触关系,出现缝隙。水平性嵌塞的可能原因是牙龈萎缩,防线被破坏了,才令食物残渣有机可乘。临床上常见的情况有:

(1)牙齿形态异常。正常的牙齿接触区域周围有特殊形态的空隙,食物可顺此通道溢出而不会嵌入两牙之间。当此空隙形态异常,不利于食物溢出时,如牙齿磨耗、牙齿咬崩部分或者牙齿龋损,就容易造成两牙之间的食物嵌塞。针对牙齿崩裂,需要及时就医,修复缺损,重建正确的牙齿形态和边缘嵴。若有邻面的龋齿,要根据具体情况选择相应的充填或修复方法,恢复正常的接触关系;磨耗的彻底解决方式是通过重建咬合面形态,纠正不良咬合习惯,从而恢复口颌功能。这是一个复杂而长期的治疗过程。

（2）牙龈萎缩。牙龈萎缩十分常见,两牙之间的牙龈乳头退缩等原因造成两牙之间下方出现空隙,食物易在唇、颊及舌部的力量下水平进入此间隙,造成水平性食物嵌塞。这种嵌塞不适感相对不强烈,但没有特别好的治疗方法,主要在于及时清除嵌塞的食物,保持邻间隙的清洁,防止炎症。但如果牙龈萎缩的原因是牙周病,伴有牙齿松动或移位,则必须寻求正规牙周治疗才能阻止萎缩趋势。

（3）咬合问题。咬合问题是使食物嵌塞变成世界难题的主要原因。如来自相对牙齿的异常咬合力或楔力将食物压向两牙之间;或由多种原因造成牙齿的形态异常,如有过度尖锐的牙尖将食物楔入两牙之间;也可因牙齿的倾斜等原因造成食物易嵌入两牙之间。由于咀嚼是一个动态过程,且对牙齿产生的移动幅度十分微小,往往难以发现。目前应对咬合问题产生的食物嵌塞,主要通过调整咬合、磨改牙齿来改善。

5.13 磨牙怎么办?

　　小白最近白天总是无精打采的,做什么事都提不起精神,注意力也不集中。丫丫关心地问她说:"小白,你最近怎么了? 晚上没有睡好吗?"小白叹了一口气说:"哎! 最近我新换了一个室友,她半夜里睡觉的时候,总是不由自主地磨牙,有时候还把我吵醒了。所以最近休息一直都不好。"

　　其实,你如果听过别人睡觉时磨牙的声音,你一定不会忘。那"咯吱咯吱"的声音不仅影响睡眠,使人牙根酸软,更会让人心情烦躁。

　　磨牙症是指人在睡眠或醒着时有无意识的上下牙齿彼此磨动或紧咬的行为。因它多发生在夜间睡眠时,又叫"夜磨牙"。大多的磨牙者都是无意识的,直到第二天听到别人的"抱怨",才知道自己又磨牙了。

　　人在6～13岁都处于换牙期。处于换牙期的儿童,为适应上下牙齿磨合都会产生磨牙现象。但是,过了换牙期的青少年和成人若常有磨牙的现象,就提示身体健康可能有问题。

　　人为什么会有磨牙? 民间的传说是肚子里有

蛔虫。事实上,目前没有足够的证据证明寄生虫与磨牙有明确的因果关系。磨牙常见的有以下原因:①心理因素。如果人长时间处于精神紧张、生活压力大、心情郁闷的状态,较易引发磨牙。一般情况下,成人磨牙多由该因素引发,属于潜意识中的心理压力。②牙颌因素。牙齿畸形,出现缺牙、牙齿损坏的情况,会引起咬合阻碍,而人处于睡眠状态的时候,机体会下意识地进行下颌运动,希望能通过摩擦牙齿这个动作来达到咬合平衡的目的。

总之,引发磨牙的原因有很多,但可以肯定的是,如果磨牙症状持续时间过久,会导致儿童乳牙磨损。若持续到成年,会发生牙体疾病或颞下颌关节异常。常见的有以下损害:①牙齿磨损。牙齿的釉质层会在长期的磨损中慢慢丧失,引发牙齿过度敏感的症状,甚至造成牙周组织损伤,引起牙龈炎和牙周炎,使牙齿过早地松动、脱落。②关节疼痛。我们能成功地嚼食物、咬硬物,颞下颌关节作为咀嚼的支点,承受了全部的力量。如果晚上还得不到休息,可能就会出现各种问题,有的人一张嘴腮帮子就会出现"咔咔"的声音,严重时还会使整个颞下颌关节骨质受损,影响张口和进食。③肌肉酸痛。磨牙的时候咀嚼肌也在运动,肌肉一直得不到休息也会"抗议",出现腮帮发酸的症状。④影响心理健康。夜磨牙会导致患者有精神负担,担心影响家人的休息,担心自己的健康状况出问题,时间长了,会影响患者的心理健康。

目前能对付夜磨牙的办法都算不上治疗手段,而是一些保护性和预防性的措施。常见的有以下几个办法:①放轻松。磨牙与压力关系最大,解除不必要的顾虑、心胸开阔、合理安排工作、放松心情是最好的办法。②调整咬合关系。积极治疗患者的牙颌畸形,缺牙时及时镶牙,修复牙齿缺损,恢复咬合高度,处理伸长牙,改变不良的单侧咀嚼习惯等。③咬合垫治疗。放一个软的塑料垫在上下牙齿之间,将相互磨耗的牙齿分开,缓解肌肉紧张,避免牙齿受到进一步损伤。

5.14 牙齿拔掉了有哪几种装假牙方式?

丫丫最近觉得自己运气很背,在餐厅里吃饭的时候,米饭里居然夹了一颗小石子,她一口咬下去,顿时觉得牙齿剧痛。她紧张得不得了,赶紧跑到牙医那里去。非常不幸的是,牙齿已经裂了好大一片,真可惜,这个牙齿已经保不住了,只能拔掉。丫丫痛心之余,她也在考虑拔牙之后装牙的问题。

随着人们口腔保健意识的提高,在拔牙或各种原因导致的牙齿缺失后,不会放任不管,而是为了恢复美观与功能,要进行镶牙。如何镶到一口适合自己的牙齿,相信是大家关心的问题。每个人的口腔情况差异很大,了解镶牙的种类和区别,在看医生前做足功课,是避免不当修复的有效手段。

常见的假牙种类有固定假牙、活动假牙、种植牙三大类,它们各有自己的特点,适合不同的患者。

(1)固定假牙。固定假牙是利用缺牙相邻两侧的好牙,把假牙固定其上,患者自己不用自行取戴,是临床应用比较广泛又受人们欢迎的一种牙齿缺失的修复体。优点:对牙槽骨的要求较低;小巧舒适,无异物感,装入口腔后容易习惯;美观逼真,其咀嚼功能恢复很好,跟真牙比较像;价格中等;治疗周期也比较短,只要1~2周即可。缺点:需要磨除相邻健康牙齿;只适合两侧邻牙健康和缺牙数量不多的情况;一旦修复体边缘不密合,有发生继发龋的风险,可能需要拆除并重新制作整个固定假牙。

(2)活动假牙。活动假牙是利用剩余天然牙或黏膜作为支持,通过卡环固定在剩余天然牙上,同时利用基托使假牙保持适当的位置行使咀嚼功能,

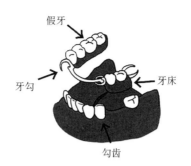

假牙

牙勾

牙床

勾齿

可以自行摘戴的一种修复体。优点：制作简便快捷，价格费用低廉，设计灵活多样，适合范围广泛，对磨牙的要求小，假牙可取下来清洗，有利于口腔卫生。缺点：稳固性差，容易脱落；咀嚼功能较差；而且体积偏大，口腔内异物感强，安装以后适应的时间稍长，有的还会影响发音，长时间使用可能对邻牙有一定的损害。现在多数患者已经不再把安装活动假牙作为首选。但对于无法满足牙齿种植条件的全口牙缺失或半品缺失者，活动假牙是较好的选择。

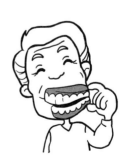

（3）种植牙。种植牙是在缺牙的地方用手术的方法将一颗预成的人工钛或钛合金金属牙根植入牙槽骨内，

然后在其基础上安装一颗假牙,是目前口腔医疗机构最新的缺牙修复技术。优点:种植牙与牙槽骨发生紧密的骨结合,承受咀嚼压力的能力强,能够最大限度地恢复牙齿咀嚼功能。种植牙对邻牙无任何损伤与影响,无须磨损健康牙齿;牙体积小,和自然真牙一样,美观舒适,无异物感。缺点:费用较高,对种植者的牙槽骨条件要求较高,不是所有缺牙患者都能进行牙齿种植。修复周期相对较长,一般需要几个月左右。

如何选择假牙的修复方式,究竟哪一种假牙的修复方式适合您,取决于口腔情况和经济状况。具体的修复方案请与您的牙医商量。

5.15 牙齿黄可以通过洗牙洗白吗?

丫丫马上要毕业了,同寝室的好友们相约一起去拍毕业写真,丫丫想把自己最美的样子留在毕业写真册上。她画了一个美美的妆,看起来漂亮极了,不过美中不足的是,她笑起来牙齿显得有点黄,于是丫丫来找牙科医生,想通过洗牙把自己的牙齿洗得白白的。

其实在临床上,遇到很多来洗牙的患者,开口

第一句话就是：医生,我觉得自己的牙齿不够白,你帮我洗洗白吧。其实,洗牙和牙齿美白是两码事,洗牙是指用超声波洁牙机来洁治牙齿,去除牙面上的牙石、烟斑、色渍,露出牙齿本来的颜色,是不能使牙齿增白的。如果想使牙齿颜色变白,需要牙齿漂白术。

目前比较主流的美白方式是冷光美白。原理简单来讲,就是在牙齿上涂抹美白剂(主要成分是过氧化氢和氧化硅),通过氧化还原反应分解色素,并且对牙齿深层进行脱色。而"冷光"指的是一种高强度的蓝光,隔除了一切有害的紫外线和红外线,用它照射在美白剂上,让氧化剂更容易穿过牙釉质,加强美白效果。说到冷光美白,大家的第一疑惑可能就是:冷光美白对牙齿有害吗? 那么先说个结论吧。正规的冷光美白是不会伤害牙齿的,只不过在使用美白剂氧化后,牙齿表面(牙釉质)会有些轻微的脱矿,不过过段时间就会自动修复了。

不是所有的人都适合做冷光美白的,例如 18 岁以下的青少年、孕妇、严重牙周病患者等。最重要的是做牙齿美白前需要医生做个全面的口腔检查,评估你的牙齿是否适合美白治疗。有牙结石、烟斑的,需要先洗个牙、抛个光,这样美白效果会更好;有蛀牙的话需要先处理蛀牙,不然很容易引起疼痛。关于美白的效果,的确是因人而异。由烟渍、茶渍、咖啡、可乐等造成的牙齿染色,冷光美白的效果最佳,天生牙黄的也有一定效果;重度的氟斑牙和四环素牙效果较差;做过烤瓷、贴面,或者换了假牙的,对这些人工材料,美白是起不到效果的。

冷光美白不是永久性的,持续时间一般是1~2年,术后保养也很重要。刚做完冷光美白,在48小时内要吃得清淡些,避免一些重颜色的食物。在之后,就是要注意口腔卫生,用最正确的刷牙方式,做到最大程度的清洁。做后要求患者不能吃有色素的食物、茶、咖啡、红酒、醋、可乐,甚至有色素的水果。

美白剂里含少量的弱酸,故有脱钙的作用。所以,接受冷光美白后的几天,牙齿会有不舒服的感觉,尤其是遇到冷、甜、酸时。敏感程度因人而异,可以使用脱敏牙膏,避免冷热刺激,过了敏感期就会恢复正常。

近几年,各大商店和网购平台都有美白产品出售,但是,要看自己是否适合做冷光美白,做之前一定要咨询牙医。不要贪图方便自行购买美白产品,以免对牙齿造成不可逆性的损伤。

5.1B　用什么样的漱口水和牙膏比较好?

又到了一周一次的采购时间,小白和丫丫一起来到超市购买下周所需要的生活用品,两个人站在口腔保健的货架前面却犯了难。琳琅满目的商品,高低不一的价格,而且每种包装都很炫酷,到底哪种才最适合小白和丫丫她们呢? 最后她们实在也看不懂,就选了个价格比较贵的牙膏。

在临床工作中,经常遇到患者有这样的困扰:医生我明明每天都认真刷牙呀,为什么还是会蛀牙? 是不是我的牙膏用得不够好? 你有什么推荐的牙膏和漱口水呢? 近年来,市面上出现了琳琅满目、五颜六色的牙膏和漱口水产品,各种广告也吹嘘得天花乱坠,一方面展现了人们对口腔卫生的重视,另一方面也给人们选择口腔护理产品造成了一定的错误引导。大家常理所当然地以为价格越贵越好,进口的就比国产的功效大等。

现在国内的漱口水主要分为两大类,一类是药物性的,就是需要处方在医院药房里购买的漱口水。此类漱口水可预防和控制牙周的炎症,含氟漱口水可预防儿童、青少年龋齿;口干症或头颈部癌放射治疗后损伤唾液腺的患者使用防口干漱口水可缓解症状。另一类是非处方性的，就是在超市和网上就可以买到的漱口水，这类漱口水的主要成分是口腔清新剂，冲洗掉口腔内残留的食物残渣，暂时去除口腔异味、口臭等，保持清新、舒畅的口腔气息，增强社交活动的自信心。

漱口水的使用方法非常简单，大多数人都会。水含在口内，鼓动两腮与唇部，使水在口腔内能充分与牙齿、牙龈接触，并利用水力反复地冲洗口腔各个部位。但是不论是哪种功效的漱口水都要慎用，尤其是治疗性漱口水，因为健康人的口腔内会存在一些正常菌群，如果长期使用具有杀菌效果的药物型漱口水，会导致某一种类的细菌被过度抑制，从而导致口腔内菌群失调，反而不利于口腔健康。

对于牙膏，大家的疑惑可能会更多，超市柜台一般能看到几十种产品，价格也在几元到几十元不等，常常是选花了眼。事实上无论什么牙膏，它的主要成分都是摩擦剂，其他的还有发泡剂、保湿剂、黏合剂、芳香剂、水和其他添加剂等物质，用于对牙齿进行程度不一的按摩、摩擦。在选用牙膏时，千万不要只看价格，也不要被广告忽悠，而是根据自己的需要选择适合自己的产品。如果牙齿无明显不适,选择普通牙膏就可以。推荐大家都用含氟牙膏。因为低剂量的氟使牙齿的最表层变得更坚固,不仅能预防蛀牙,同时对身体也没什么损害。对于明星代言的美白牙膏,也要擦亮自己的眼睛,牙膏中的摩擦剂只能去除牙齿上的外源性色素,不会改变牙齿本身的颜色。抗敏感牙膏对于牙齿敏感的人有一定作用,这类牙膏可以在牙齿表面形成一种保护层,封闭牙齿表面细小的缺陷,从而缓解牙齿敏感。牙龈出血,千万别想着去买有止血功效的牙膏,牙龈出血提示口腔健康或血液系统可能存在问题,建议进行全面的检查。

值得注意的是,牙膏和漱口水只是作为辅助手段,并不能替代最重要的刷牙和其他治疗手段。正确的刷牙方法和定期检查口腔情况永远是口腔健康的两大重要基础!

5.17 怎样预防蛀牙?

小白最近又去牙科医生那里"报到"了,医生仔细检查完毕之后,给小白补了两颗蛀牙,小白补完牙从牙椅上坐起来,苦恼地问医生说:"医生,我每天早晚也都坚持刷牙了,为什么我还是会有蛀牙呢? 你能告诉我预防蛀牙有什么好办法吗?"其实很多人也有这样的疑问。一提起蛀牙,大家肯定都不陌生,因为这是口腔内很常见的一种疾病,有时候还伴随着疼痛不适的症状,让人经历过就印象深刻。在临床工作中,很多人都会问我:怎样才能预防蛀牙呢? 简单来说,分为以下几个方面:

1)保持口腔卫生

(1) Bass 刷牙法:这是美国牙科协会推荐的一种有效去除龈缘附近及龈沟内菌斑的方法,又称龈沟清扫法或水平颤动法。选择软毛牙刷,将牙刷与牙长轴呈 45°角指向根尖方向,使刷毛一部分进入龈沟,用轻柔的压力,使刷毛在原位作前后方向短距离的水平颤动 10 次。颤动时牙刷移动仅约 1 mm,每次刷 2～3 个牙。在将牙刷移到下一组牙时,注意重叠放置。前牙舌腭侧可将牙刷垂直,压刷毛进入龈沟,对着牙长轴作短颤动。颌面的刷牙动作是将刷毛紧压颌面,使毛端深入点隙,作前后牙方向的颤动。

(2) 使用牙线:牙刷只能刷到牙齿表面的 70%,牙线能有效剔除牙缝里的残留物及牙齿邻面上的菌斑。牙线线型为扁型,厚度很薄,不会增宽

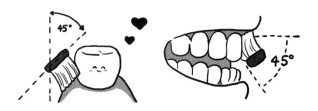

牙缝。使用时,取 35～45 cm 长的牙线,将线的两端缠绕在双手,将此段牙线轻轻通过两牙之间的接触区域,轻柔地滑进龈沟底。注意不要过分加压,以免损伤牙龈。将牙线紧贴一侧牙面的颈部,并成"C"形包绕牙面,使其接触面积能覆盖整个邻接面。反复上下运动,刮除牙面上的牙菌斑。随即将牙线包绕同一个间隙的另一个牙面,重复以上动作。每清除完一个区域的牙菌斑后,用清水漱口,以漱净被刮下的菌斑。

（3）使用牙间刷:对于有深牙周袋或牙根暴露的牙齿不适合用牙线,因为牙根的侧面往往存在着或深或浅的凹陷,使用牙线清洁时,拉直的牙线根本不可能进入到这些凹陷的最深部位。这时就要用到另一种重要的牙齿邻面清洁工具——牙间刷。这种牙刷刷毛有锥形、长条形等,可根据牙间隙的大小进行选用,能有效清除牙齿邻接面的牙斑。

2）定期看牙医

因为牙齿位于口腔内，位置比较隐蔽，很多人自检时会遗漏。又因蛀牙刚开始发生时并没有明显的症状而不自知，因此需要专业口腔医生的定期检查，如果发现问题要尽早治疗。

3）儿童还需要窝沟封闭和涂氟

口腔里后面大牙咬合面的凹陷叫窝沟。如果发育不好，这些窝沟非常深，食物和细菌嵌塞进去就很容易发生龋齿。"六龄牙"就是窝沟龋的好发部位，它是萌出时间最早的恒磨牙，其咀嚼功能最强大，也最容易发生龋病。窝沟封闭是预防第一恒磨牙窝沟龋的最有效方法，同时窝沟封闭对乳磨牙和第二恒磨牙的窝沟龋也有非常好的预防作用。

关于牙齿涂氟，我们知道，氟化物是一种能使牙齿重新矿化，从而变得坚硬、不容易被酸腐蚀的物质。所以牙齿涂氟有几个好处：巩固牙齿，补充流失的矿物质，抑制细菌滋长。

5.18　种植牙可以使用终身吗？

小白在坐地铁回家的时候，她看到了一个种植牙的广告，她也心动了起来，心想："种植？会不会做了以后和自己的牙齿一样呢？是不是可以用一辈子呢？"原来她有一颗牙齿拔掉了，到现在还空在那里没有做治疗，都快成为她的心病了，她一直想把这颗缺失的牙齿装起来。

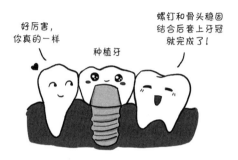

好厉害，你真的一样

种植牙

螺钉和骨头稳固结合后套上牙冠就完成了！

随着人们对牙齿的保健意识与治疗水平的提高，缺失的牙齿逐渐被种植牙所替代。种植牙的好处显而易见，外形美观逼真，舒适无异物感，功能强大，咀嚼效率高，被誉为人类的第三副牙齿。那么种植牙真的像大街上的广告上说的那样，可以一劳永逸、用一辈子吗？

首先我们了解下什么是种植牙。牙种植是指通过手术将用人工材料制作的牙根植入到颌骨内，待其与颌骨愈合后在上面制作假牙。种植牙作为一种与天然牙功能、结构以及美观效果十分相似的修复方式,已经成为口腔医学界和缺牙患者的首选。当前种植牙的 10 年成功率能够达到 90% 以上,5 年成功率为 95% 以上,而且种植牙从 20 世纪 70 年代末开展到现在,患者最长已经使用了 40 多年,成功率相当高。

要保证种植手术的成功率,术前必须进行充分的检查。在种植牙前,患者要接受医生的临床检查,拍摄 X 线片、做 CT 影像检查,医生根据各项检查结果评估种植区牙槽骨的骨量,从而选择最适合的种植体和手术方式,以提高成功率。有些患者长期口腔卫生状况较差,对于这些患者,种植前要进行牙周序列治疗,控制牙周炎症,这样才能保证种植效果。有系统性疾病的患者,如糖尿病、高血压、骨质疏松,需要等各项体征都相对稳定时再进行种植,以提高种植的成功率。对于种植手术来说,吸烟可能造成种植体周炎症产生,影响到牙槽骨吸收而造成种植失败。因此对于大量长期吸烟者,建议先戒烟一段时间再种植牙。

种植牙的使用时间除了跟医生的种植技术、种植体品牌有关,还跟患者的身体状况、对牙齿的维护以及生活饮食习惯息息相关。种植牙与天然牙相似,也需要每日护理,定期请牙医检查维护,防止种植牙牙根、牙龈炎症。清洁的重点部位是种植牙的颈部以及周围的牙龈组织,必须选择辅助用具进行清扫。但是应尽量建立合理的清洁习惯,不要使用过多工具,避免大力度清洁种植牙造成牙龈萎缩等不良后果。同时每隔 6 个月需到医院进行牙周洁治和复查,及时清除常规刷牙不能去除的牙结石。另外,种植牙在咀嚼时,由于种植体周围没有牙周膜,超负荷使用浑然不知,所以患者应该有意识地避免用种植牙咬过硬的食物,否则,等发现问题的时候常常为时晚矣。

综上所述,要让种植牙能够长期、健康、稳定地使用,需要医生和患者的共同维护。

6 中年期

B.1 牙面上有小裂纹怎么办?

老张是一个性格开朗的中年成功人士,平时有他的地方就有欢声笑语。他特别爱吃,是一个典型的吃货!他的愿望就是尝遍天下美食。可是最近,他有点不对劲了,有时吃饭吃到什么东西突然会捂着嘴,半天都不动。问他原因,他说他的牙齿平时也不疼,但有时咬到一个地方特别疼,万一咬到硬物就更是疼得不行。去检查了好几次,医生都没有检查出具体是哪颗牙的问题!

根据这种情况,考虑老张的牙齿可能是有隐裂。什么是牙隐裂呢?从字面意思上理解,就是牙内或牙表面隐蔽的、不易见的牙齿裂纹。一般情况下或病变早期难以定位或为医师所发现。多见于恒磨牙,尤其是上颌第一恒磨牙,其次为前磨牙。牙隐裂形成的原因与牙本身的结构、发育有着密切的关系,如牙齿硬组织发育缺陷、牙面发育沟较深、牙尖斜度较大或釉柱间有较大的釉板存在、咬合创伤、牙体缺损过多等,还与患者的咀嚼习惯和饮食习惯有关,如偏侧咀嚼、爱咬硬物等。牙隐裂的存在可引起牙体、牙髓和牙周等一系列病变。

隐裂牙的检查可在牙面涂以碘酊液,见其渗入隐裂,显示咬合面裂纹,可贯通 1～2 个边缘嵴而达邻面,常与发育沟重叠。患牙可有冷、热激发痛或自发痛等牙髓炎及根尖周炎症状。检查时如没有发现牙体缺损或龋病等,但患者又有牙髓炎的症状时,可怀疑牙隐裂的可能性。医师应仔细检查,避免漏诊。

早期的牙隐裂患者可能并没有什么症状,这种情况下可以不予处理,定期观察,注意避免咬硬物;也可以定期降低咬合,减少牙尖斜度;或可沿隐裂纹备洞作预防性充填。表现出牙髓症状者应予以相应根管治疗,并及时作冠修复。隐裂尤其明显者,可考虑拔除。对于隐裂的治疗,最重要的一点就是要降低患者的咬合。否则,患者的牙齿在治疗以后发生折裂的可能性极大。

在临床上,隐裂的预后大都不佳。因为患者

的咬合习惯或者不良的内部发育结构始终存在，隐裂纹会随着患牙的使用不断加深，轻者出现根管治疗后的不适，重者则导致牙折裂的发生（如下图）。

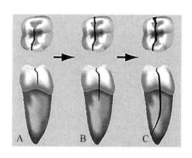

作为患者，如果说因牙齿的先天发育条件所限无法避免隐裂牙的发生，那么后天的自我保健及预防就显得尤为重要了。第一，要尽量避免咀嚼硬物，这点尤为关键。大部分的隐裂牙是在咀嚼硬物后引起或者加重的，甚至有直接引起牙折裂的情况。第二，避免偏侧咀嚼习惯。长期的偏侧咀嚼可引起咀嚼侧疲劳受损，非咀嚼侧牙结石堆积，还可能引起颞颌关节紊乱病的发生。第三，对于有中重度磨损的患牙做适当的调拾处理，有磨牙症的患者最好在夜间佩戴拾垫。

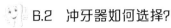

B.2 冲牙器如何选择?

王女士听人家说冲牙器很好用,可以清理平时刷牙所难以清洁到的区域,于是自己就到各大超市去买。超市里的产品琳琅满目,王女士却犯了糊涂,这么多产品应该怎么选择呢? 有些什么优缺点呢?

电动冲牙器是比较新的一种口腔清洁器具,在欧洲和美国是不少家庭必备的卫生用品。冲牙器进入中国后,很多人已经逐渐喜欢上了这种既舒服又管用的牙保健小电器。冲牙器是用脉冲水流冲击的方式来清洁牙齿、牙缝、牙龈缘的一种工具,主要是为受口气困扰严重,牙龈出血,佩戴正畸矫正器,有蛀牙、牙龈炎、牙周炎等口腔疾病,口腔内有种植牙、假牙,口腔术后需要保洁预防感染等人群设计。

正如人们知道的,用高压水枪能够容易地冲洗掉汽车的污垢,适当压力的水流也能有效地清洁人们的牙齿和口腔。冲牙器的清洁作用主要是利用在一定压力下喷射出来的高速水柱的冲击力来实现的。在主要靠水流本身的冲击力的基础上,下列措施可能进一步提高清洁效果：①使水流以适当的脉冲形式喷射冲击，或使水流中带入较多气泡，也能有类似的振动冲击作用。②给水流中添加一些不同功能的助剂，可加入微细砂粒以形成无数颗高速"子弹"，或加入一些增加清洁功能的表面活性剂等。③改变水流脉冲的频率，频率越高，清洗效果越好。

最有效的清洁牙齿的方法是有效的刷牙。但若方法不当，刷再多次也没用，甚至由于用力太猛，会加重牙龈的萎缩。科学刷牙的基本原则是要保证每个牙、每个面都能刷到。而牙龈沟和牙缝是两个最不易清洁的地方。据美国有关机构研究，压力水柱能冲进牙龈沟，冲洗到 $50\%\sim90\%$ 的深度。冲牙器的高速水流有其独特的清洁保健功能并且用法简单。它不仅可保持冲牙器传统功能由一个凸孔接触引导，精确冲洗牙龈沟和牙缝，而且可以多水柱"扫射"大面积牙面、舌头和口腔黏膜等。除有清洁牙齿、口腔的功能外，水流对牙龈还有按摩作用，促进牙龈的血液循环，增强局部组织抵抗力；同时还能消除因口腔卫生差而产生的异味。最好的牙齿口腔保健效果将是多种口腔清洁方法组合使用，例如早晚刷牙，三顿饭后冲牙，定期使用牙线。

到医院治疗好已有的牙齿口腔疾病,并每半年到一年定期洁牙,平时认真组合使用牙刷、冲牙器、牙线来保持牙齿口腔清洁。

市面上的冲牙器分为定频式、变频式、便携式。定频式传统电动冲牙器在市场上已经有很长历史。在产品结构方面,采用交流 220 V 固定转速电机带动水泵,产生恒定脉冲水流,脉冲率固定在 1 200 次/min 左右。交流电机工作发热较高,用户在使用时应该注意不同机种在使用时间上给用户的提醒,单次使用不要超过 2 min,每 2 个小时内使用时间不要超过 5 min,以免机器过热导致使用故障。

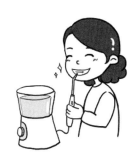

变频式冲牙器的脉冲频率在 1 320～1 500 次/min 的范围内可调,同时还可以调节进水流量大小。一般而言,震动频率越高,清洁效果越好。变频水流冲牙器通过频率和压力的组合,在低压时对牙龈有按摩作用,高压时增强了清洁效果。变频式冲牙器的产品结构采用大功率直流电机,通过电脑芯片控制脉冲频率,实现水流变频控制。电机无发热,可以连续使用。

随着冲牙器技术的发展，出现了充电式的便携式冲牙器，主机使用充电电池作为电源，充一次电便可以使用1~2个星期。由于便携式冲牙器主机的体积较小，机身不带电线，使用时无须外接电源，适合日常使用，也适合外出或者在没有电源的场所使用。对于牙齿矫正人群（正畸带牙套），由于每次进食后需要清洁牙套上的食物，便携式冲牙器更适合他们使用。对于更多的用户来说，也更喜欢便携式冲牙器。因为使用时无须插电，没有台式冲牙器长长的电线，使用起来更加方便。

B.3 我的牙齿怎么使不上劲了？

王女士今年54岁了，平时爱吃些小零食，小核桃等坚果是她的最爱，可是最近觉得咬起食物来没有以前使得上劲了。王女士心里想：我年轻的时候牙齿可好了，又齐又白，连个蛀牙都没有。现在年纪慢慢上去了，牙齿变黄了，变长了，怎么有的还移位了？

其实，王女士是得了牙周炎。牙齿变黄还可能是食物色素的沉积和牙髓变性所引起。

首先着重讨论一下牙周炎。牙周炎形成的病因较为复杂,是多种因素共同作用所形成。

临床表现:早期症状不明显,患者常只有继发性牙龈出血或口臭的表现,与龈炎症状相似。检查时可见龈缘、龈乳头和附着龈的肿胀,质松软,呈深红色或暗红色,探诊易出血。随着炎症的进一步扩散,出现下列症状:①牙周袋形成。由于炎症的扩展,牙周膜被破坏,牙槽骨逐渐吸收,牙龈与牙根分离,使龈沟加深而形成牙周袋,可用探针测牙周袋深度。②牙齿松动。由于牙周组织被破坏,特别是牙槽骨吸收加重时,支持牙齿的力量不足,出现牙齿松动、移位等现象。此时患者常感咬合无力、钝痛,牙龈出血和口臭加重。③牙龈萎缩和牙根暴露。④当机体抵抗力降低、牙周袋渗液引流不畅时,可形成牙周脓肿,是牙周炎发展到晚期出现深牙周袋的一个常见的伴发症状。此时牙龈呈卵圆形突起,发红肿胀,表面光亮;牙齿松动度增加,有叩痛;伴有局部剧烈跳痛。同时,患者可有体温升高、全身不适、颌下淋巴结肿大、压痛等症状。

牙周炎的治疗主要以局部治疗为主。针对局部刺激因素,可作龈上洁治术和龈下刮治术,必要时可调整咬合、消除食物嵌塞和纠正不良修复体

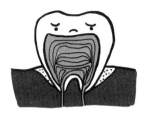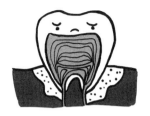

等。牙周袋溢脓时,可用 1‰～3‰ 过氧化氢液冲洗,袋内置 10‰ 碘合剂或螺旋霉素、甲硝唑等药物。在去除局部因素后,较浅的牙周袋可用碘酚液烧灼,较深的牙周袋需作牙周手术。牙周袋深达根尖、牙齿松动明显时,可考虑拔除。经过牙周基础治疗后牙齿仍松动者,可作暂时性或永久性的牙周夹板以固定松动的牙齿。牙周脓肿已局限时,可切开引流。牙周袋也应同时冲洗,上药膜或碘甘油等。全身治疗方面,应增强机体抵抗力,并积极治疗与牙周炎有关的系统性疾病。发生牙周脓肿时,全身反应较重的患者,应口服相关抗菌药物。

总之,牙周炎的治疗包括一系列的综合治疗措施。为了巩固疗效、防止复发,应进行口腔卫生宣教,定期复查。维护期的治疗也相当重要。应预防和减少全身性疾病,加强营养,提高机体抵抗力,从而增强牙周组织的抵抗能力;努力保持口腔清洁卫生;坚决戒除对牙周组织有害的不良习惯,如吸烟、饮酒、单侧咀嚼等。

B.4 口臭是什么原因?

小杨是房产销售经理,人美嘴甜,生意做得不错。最近,她 14 岁的女儿老说她的嘴巴臭臭的。一开始,小杨觉得是小孩不懂瞎说的,后来连她老公也这么说她。上周她去做了身体检查,没有胃肠和肝肾疾病,平时也没有抽烟、喝酒等不良习惯。这下虽然排除了全身疾病,但是说话老是有味道,是会影响到她的工作的呀! 那么她这是什么问题?可以根治吗?

根据这种情况,考虑是口腔内牙齿及牙龈的问题引起了口腔异味。主要分为两个方面:第一是牙龈有炎症,例如牙周炎;第二是因为食物残留在口腔中发酵,形成腐败物的气味,比如有龋洞或睡前不刷牙。口腔疾病引起的口腔异味问题一般是可以通过治疗和预防解决的。

首先来谈谈牙周组织疾病。牙周炎是侵犯牙龈和牙周组织的慢性炎症,是一种破坏性疾病,其主要特征为牙周袋的形成及袋壁的炎症,牙槽骨吸收和牙齿逐渐松动。它是导致成年人牙齿丧失的主要原因。本病多由菌斑、牙石、食物嵌塞、不良修复体、咬创伤等引起,牙龈发炎肿胀,同时使菌斑堆积加重,并由龈上向龈下扩延。由于龈下微生态环境的特点,龈下菌斑中滋生着大量毒力较强的牙周致病菌,如牙龈类杆菌、中间类杆菌、螺旋体等,使牙龈的炎症加重并扩延,导致牙周袋形成和牙槽骨吸收,造成牙周炎。长期的研究发现,这种顽固型口腔异味的高发人群分为两类:一是长期熬夜、缺乏睡眠的人群,二就是老年人。

患者自己要在平时的生活中做好自我维护工作:①掌握正确的刷牙方法,每天3次,每次3分钟,牙刷3个月更换;②吃完东西后漱口,防止软垢堆积,保持口腔清洁,饭后刷牙或使用冲牙器;③对不易去除的邻间隙的食物碎屑、软垢、菌斑,使用牙线、牙缝刷清洁;④定期检查,每半年至1年进行1次口腔洁治。

一旦发生牙周炎,应早期治疗,因为其预后与病变严重程度有关。牙周炎的治疗以局部治疗为主。首先是除去牙龈上方的牙石,然后除去牙周袋内的牙石,并刮除牙周袋内含有大量细菌毒素的病变牙骨质。经过这些治疗后,牙龈红肿可以消退,牙龈出血和牙周袋溢脓可消失。牙周炎治疗成功与否的关键有两点：一是周密的治疗计划和医生细致、精湛的治疗；二是患者坚持良好的自我菌斑控制。后者较前者更为重要，否则医生的工作将是事倍功半，疾病也将再度发生。

对于龋病或根尖周病变引起的口腔异味问题，要针对相应的问题做出对应的治疗。如龋病要进行及时的充填，根尖周病变的牙要进行根管治疗，如口腔内有残根、残冠也要及时拔除。通过治疗，口腔异味就会解决。

所以，对排除了全身疾病后的口腔异味问题，还是请专业的口腔医师进行检查后做出合理的处理，才能得到有效的治疗。

B.5 烤瓷牙究竟好不好?

张先生左下一颗白齿因为龋坏严重而被拔除。现在没有了这颗牙齿，他感觉吃东西好不方便，有时东西还没嚼碎就咽下去了，所以张先生最近想把这颗牙给装了。他听单位里的同事说烤瓷牙"老灵"了，装上去很舒服，不用拿下来的，这是真的吗?

从舒适性角度来说，烤瓷牙的确比活动假牙要舒服许多。它不需要佩戴者饭后或睡前取出清洗，而是与自己的牙齿合二为一，使用起来更加方便，更为患者所接受。但它并不是适合所有患者，也不是十全十美的。下面我们从几个方面一一解释。

固定假牙分别由固位体、桥体和连接体三部分组成。固位体是指固定在基牙上的那部分结构，借助固位力与基牙相连并获得固位。桥体靠固位体的固位与基牙连接在一起，并将咬合力通过固位体传导给基牙。所以，固位体应有良好的固位力与抗力。桥体即人工牙是固定桥恢复缺失牙的形态和功能的部分，连接体是桥体与固位体之间的连接部分。在这个病例中，患者的六龄牙缺失，想进行固定假牙修复的话，就要确定前后牙齿是否能够满足做基牙的条件。如果可以，就要对这两个基牙进行牙齿预备，到时做在这两个牙齿上的烤瓷牙即固位体。

固定假牙不仅能恢复咀嚼器官的解剖形态和生理功能，还能较长一段时期维持该器官的健康和预防牙颌疾病的发生，如防止对颌的牙齿伸长以及相邻的牙齿倾斜，并可使患者感觉到近似于真牙的美观、舒适和咀嚼感受。

就像刚刚提及的，并不是所有的缺牙都可以用固定桥修复,而是有一定的适应证。

(1)缺牙的数目。①固定桥最适合修复一个或两个缺失牙,也就是两个桥基牙适宜支持一个或两个缺失牙的桥体。固定桥一般可修复切牙区 1～4 个牙、后牙区 1～2 颗牙缺失。②缺失牙在两个以上,为间隔缺失,即有中间基牙增加支持。③选择固定桥修复时必须考虑缺失牙数目与缺牙区两端基牙所能承受的咬合力,否则会引起固定桥修复失败。

(2)缺牙的部位。①牙列的任何部位缺牙,只要缺牙数目不多,基牙条件符合要求,都可以选用固定假牙修复。②对后牙末端游离缺失的患者,若用单端固定桥修复,桥体受力产生的杠杆作用大,容易造成基牙牙周组织损伤。③若第二磨牙游离缺失,对颌为黏膜支持式可摘假牙,因其咬合力较一般天然牙明显减小,缺牙侧可以第二双尖牙和第一磨牙为基牙。其基牙的牙周情况好,也可采用单端固定桥修复。

(3)基牙的条件。①牙冠。作为固定桥基牙的临床牙冠高度应适宜。如牙冠已有牙体组织缺损,或牙冠形态不正常,只要不影响固位体的固位形预备,并能达到固位体固位要求,亦可考虑作为基牙。

牙冠缺损面积大,如果能通过桩核修复,仍可选为基牙。若基牙的临床牙冠过短,应采取增强固位体的固位力的措施,如在基牙上制备辅助固位形或增加基牙数,否则不宜作固定桥修复。②牙根。牙根应长、大、稳固,以多根牙的支持最好,不应存在病理性松动。③牙髓。以有活力的牙髓最佳。如果牙髓已有病变,应进行彻底的牙髓治疗,并经过较长时期的观察,确认不会影响修复后的效果者,方可作为基牙。死髓牙经根管充填后使牙体变脆,在选作基牙时,应考虑牙根的强度。④牙周组织。基牙牙周组织健康才能够支持经固位体传递至基牙上的桥体的力。⑤基牙的位置。要求基牙的轴向位置基本正常,无过度的倾斜或扭转错位,不影响固位体的制备及基牙间的共同就位道。

(4)咬合关系。①缺牙区的咬合关系基本正常。②若缺牙时间过久,引起关系紊乱,如邻牙倾斜、对颌牙伸长形成牙间锁结,致使下颌运动受限者,一般不宜采用固定桥修复。③缺牙区咬合接触过紧,缺牙区的牙槽嵴顶黏膜至对颌牙距离过小,因固位体、桥体、连接体无足够的厚度与强度,无法承受咀嚼力,一般不宜采用固定假牙修复。

(5)缺牙区牙槽嵴。①缺牙区伤口愈合。一般在拔牙后 3 个月,待拔牙创口完全愈合,牙槽嵴吸收基本稳定后制作固定假牙。②缺牙区牙槽嵴吸收。缺牙区牙槽嵴吸收不宜过多,特别是前牙区。选择固定桥修复时,需慎重考虑。

(6)年龄。固定桥修复的适宜年龄为 20～60 岁,但也应视患者的具体情况而定。如老年患者,全身及口腔情况良好,除个别牙缺失外,余留牙健康、稳固,此时也可用固定桥修复。

(7)口腔卫生。患者口腔卫生情况差、牙垢沉积、菌斑集聚,容易引起牙齿龋病和牙周病,导致基牙牙周组织破坏。因此此类患者在选用固定桥修复时,必须进行牙周洁治,嘱咐患者保持口腔清洁卫生,否则不宜作固定假牙。

综上,有关固定假牙的修复并不是适合所有人,有些纵然修复后舒适美观,但对邻牙有一定的损伤,所以在选择是否进行固定假牙修复前应该去正规的诊所或医院诊治,了解自己的情况后慎重选择。

 B.B 拔牙后旁边的牙齿会松动吗?

老张的牙齿松动了,咀嚼无力,去医院就诊。

医生让他拔,老张跟医生急了:"你们医生就知道让我拔牙,我这一口牙都快拔没了！拔了一颗,边上那颗也会跟着松动的,我才不拔呢!"说完气鼓鼓地回家了。那么拔牙会不会使边上的牙齿松动呢?

牙齿松动多数是由牙周病引起的。牙周病病情严重的,达到拔牙指征且经医生诊断无法保留的牙齿应尽早拔除,防止组织反复感染,甚至影响邻牙和全身健康。拔牙并不会直接导致邻牙松动。之所以很多患者拔牙后觉得边上的牙松动了,那是因为边上的这颗牙其实本身也是有牙周问题的。所以,不经控制的牙周病才是牙齿松动的罪魁祸首。

牙周病是牙齿支持组织,包括牙龈、牙骨质、牙周韧带和牙槽骨因炎症所致的一种疾病,是引起成年人牙齿丧失的主要原因之一,也是危害人类牙齿和全身健康的主要口腔疾病。牙周病的早期症状不易引起重视,造成牙周组织长期慢性感染,炎症反复发作,不仅损害口腔咀嚼系统的功能,还会严重影响健康。

牙周病的主要临床表现是牙龈炎症、出血,牙周袋形成,牙槽骨吸收,牙齿松动、移位,咀嚼无力,严重者牙齿可自行脱落或者导致牙齿的拔除,同时还可有疼痛、溢脓、口臭等并发症状。牙周病的病因很多,其局部因素为:①菌斑,是指黏附于牙齿表面的微生物群。现已公认,菌斑是牙周病的始动因子,是引起牙周病的主要致病因素。②牙石,是沉积在牙面上的矿化的菌斑。它构成了菌斑附着和细菌滋生的良好环境。牙石本身妨碍了口腔卫生的维护,从而更加速了菌斑的形成,对牙龈组织形成刺激。③创伤性咬合。咬合时若咬合力过大或方向异常,超越了牙周组织所能承受的合力,致使牙周组织发生损伤,称为创伤性咬合。包括咬合时的早接触、牙颌干扰、夜间磨牙等。④其他,包括食物嵌塞、不良修复体、口呼吸等因素也促进了牙周组织的炎症过程。

全身因素在牙周病的发展中属于促进因子,可以降低或改变牙周组织对外来刺激的抵抗力,使之易于患病,并可促进龈炎和牙周炎的发展,包括内分泌失调、饮食和营养、血液病、某些药物的长期服用,还有某些遗传方面的因素。

牙周病的治疗,主要是进行牙周基础治疗,如洁治、刮治、根面平整等。严重者需要进行牙周手术治疗并配合药物治疗。对于因严重松动而拔除的患牙,应该在牙周病得到控制后及时修复,如固定、种植等。对于患牙已经发生位移的,还应辅以正畸、牙周夹板、调𬌗等治疗。

牙周病重在预防,关键是控制和消除牙菌斑。最有效的方法是每天坚持正确刷牙,另外定期到医院洁牙,平常多补充富含维生素的食品,有利于牙周炎的康复。最后,牙周病发病后应积极治疗,初期疗效尚好,晚期疗效较差,千万不可讳疾忌医,听信民间误传。

6.7 牙齿有缺口怎么办?

老张常常觉得牙齿敏感,冬天一阵冷风吹来,全口牙齿冷得酸痛。吃个火锅,喝口热汤,满口牙齿又热得酸痛。于是老张拿着镜子自己检查了起来。他看见牙齿侧边和牙龈交界的地方有很多缺口,吸一口气,这些缺口的地方就不舒服。

这种缺口,医学上叫作楔状缺损。楔状缺损是牙齿唇、颊侧颈部硬组织发生缓慢消耗所致的缺损,由于这种缺损常呈楔形,因而得名。

刷牙是发生楔状缺损的主要原因,尤其是喜欢横刷的患者。牙颈部釉牙骨质界处的结构比较薄弱,易被磨去,有利于缺损的发生。另外,酸的作用也不应忽视,龈沟内的酸性渗出物与缺损有关。还有一个原因是牙齿唇颊侧颈部是咬合力应力集中区,尤其是夜磨牙或是患有错颌畸形的患者,长期的异常咀嚼力,使牙体组织疲劳,于应力集中区出现牙体组织的破坏。

关于楔状缺损的治疗:对于损耗甚浅的楔状缺损,无症状,可不必治疗;有牙本质过敏者,可用药物脱敏;过大、过深的缺损,可用充填法修复;已穿髓者可行牙髓治疗,后做缺损修复;使用正确刷牙法(竖刷法),刷牙时不要过分用力,以免损伤牙龈;有错𬌗畸形的患者,应正畸治疗,恢复正确的咬合状态。

关于楔状缺损的预防,首先要学会正确刷牙。正确的刷牙包括三个要点:第一是刷牙时间为3分钟,建议刷牙时间经常不够的人群,最好买一个刷牙时用的沙漏,以便控制好时间;第二是采用正确的刷牙方法,用竖刷法或打圈的方式刷牙;第三是刷牙的部位要全面,里里外外要全部刷到。同时还应避免一些错误的刷牙习惯:一是不要横向刷牙,刷牙时不要用力过大;二是不要使用刷毛过硬、顶端未被磨圆的牙刷;三是避免使用含粗糙摩擦剂的牙膏。另外,要少吃坚硬食物,比如咬坚果壳、蚕豆,不要紧咬牙等,这个因素往往被忽视。那些没有横刷牙习惯的患者也出现楔状缺损其实很大程度上就是这个原因。在咬合的时候,牙颈部是应力集中的区域,负担过重的时候会出现瓦解,就像是扭钢丝,多次对折会导致钢丝折断一样。

牙齿健康的维护并没有一劳永逸的方法,还是需要自己足够重视。除了养成良好的口腔卫生习惯,避免咀嚼过硬的食物,还应定期拜访牙医,早发现、早治疗,做到防患于未然。

6.8 脱敏牙膏真的有用吗?

炎炎夏日,来一杯冰镇饮料真是太舒服不过了,可是老董最近却遇到了烦心事。他平时爱和朋友喝喝小酒,但是现在他一喝冰镇啤酒,牙齿就会一阵酸痛,更不要说冰激凌之类的冷饮了。经过医生的仔细检查,排除了蛀牙等其他疾病的可能性后,医生建议他尝试使用脱敏牙膏。那么,脱敏牙膏有用吗,治疗效果又怎么样呢?

对于过敏的牙齿较多,且过敏部位不甚明确,过敏症状较轻的患者,脱敏牙膏确实是很好的选择。近年来,国内外加大了这方面的研究力度,脱敏牙膏已今非昔比,疗效大大提高。使用方便,费用也低。但是如果在使用脱敏牙膏一段时间后,效果仍不明显,还是应去医院就诊,排除其他牙齿疾病,或者是让医生使用临床上专业的脱敏治疗方法。

你是否经历过在吃冷饮的时候牙齿忽然感到酸痛,或是在刷牙的时候牙齿觉得刺痛呢?你是否意识到这些情况很可能是牙本质敏感的症状呢?越来越多的数据表明,牙本质敏感已经成为老百姓常见的口腔疾病,并因此造成人们生活质量的下降。我国首次牙本质敏感流行病学调查显示,在我国 20～60 岁的成年人中,有 29.7% 的人每天都会受到牙本质敏感的困扰;而在日常生活中避免对牙齿和牙周的过度磨损和刺激,能延缓牙齿损伤和牙本质敏感的发生。

牙齿敏感是怎么发生的呢? 牙齿的牙冠最外面包裹着一层坚硬致密的组织——牙釉质,其内部是坚硬程度稍逊的牙本质,牙本质内则包含神经、血管等软组织,统称为牙髓。牙本质并非致密,其中有许多密密麻麻的牙本质小管。学术上一般认为小管内充满了牙本质小管液,并与牙髓的组织液相通。在牙釉质的保护下,即使外面有冷、热等刺激,牙本质小管液基本上处于静止状态。如果因各种原因导致牙齿咬合面磨损,或因长期采取横向刷牙方式,引起颊侧牙颈部楔状缺损等,使牙釉质变薄或完全磨耗,从而使牙本质外露,牙本质小管口便与外界相通,遇到温度改变(过冷、过热)、机械性(如刷牙)或化学性(酸、甜等)刺激,即可刺激牙髓中的感觉神经纤维,产生痛觉。

而脱敏牙膏的基本原理,大多数都是用各种方法封闭牙本质小管,减弱甚至阻止管内液体的流动,从而隔绝外界刺激,来达到保护牙髓、防止敏感的目的;或者是通过去极化,阻碍神经信号传导的机制发挥作用,也就是让牙神经的敏感性降低,感受不到敏感刺激。但是如果过敏症状明显,使用脱敏牙膏4～8周后效果仍不明显的,还是应当拜访你的牙医,进行专业的脱敏治疗。对于牙齿有实质缺损的患者,应当及时进行牙体修复治疗。如果仍不能解决的,对于过敏症状严重且定位比较明确的个别患牙,可以做牙髓治疗来达到较为彻底的治疗效果。

6.9 蛀牙只剩牙根了还可以保留吗?

李小姐最近遇到了一件苦恼事。左下的一颗

磨牙,因为不及时治疗,蛀了一个大洞。最近吃饭不小心咬到了硬物,结果这颗牙齿折裂了。她看到报纸上说,牙根要想留住,可以做根管治疗,是这样吗? 根管治疗做好了,可以使用几年?

这两个问题要具体情况具体分析。我们先来看一下什么是根管治疗。

牙齿并非实心的结构,而是中空的,里面包含的组织称为牙髓。空腔上部宽阔,称为牙髓腔,下部有管状的细管,称为根管,由之导出牙神经和营养神经的血管。人类一般每颗牙齿有 1～4 个根管,后部的牙齿根管最多。龋坏严重的牙齿,细菌会侵入到牙髓内部,牙髓发生感染,从而造成疼痛。感染物进一步突破根管最底部的孔隙(根尖孔),就会造成根尖组织的炎症甚至是颌骨感染,疼痛更加剧烈,甚至牙齿之间无法咬合。最终牙齿会因为牙神经的死亡而变得脆弱。

而根管治疗,又称牙髓治疗,是牙医学中治疗牙髓坏死和牙根感染的一种手术。该手术保留了牙齿,过程烦琐,一般要 2～4 次就诊才能完成。根管治疗术的主要过程包括:

(1) 拍摄 X 线片,确定患处结构和手术方案。

(2) 施以局部麻醉。

（3）钻开牙齿,去除腐坏的牙质。

（4）打开牙髓腔,取出坏死的牙髓。

（5）用根管钻扩大根管。

（6）用消毒液冲洗根管内部。

（7）用专门的材料充填根管,保证长期处于无菌状态。

（8）填补牙齿的钻洞,或安装牙冠。

牙齿根管治疗的步骤

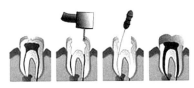

对于龋坏严重的患牙,往往病损已经涉及牙髓,甚至有的已经侵入了根尖组织。这时如果仅仅是填补缺损、直接补牙的话,以后仍会出现牙髓症状甚至是根尖感染。因此,需要经过完善的根管治疗后、再修复牙冠严重龋坏的部分。如果牙冠龋坏严重,剩余的组织不足以支撑修复体的,还需要进行桩冠修复。因此,龋坏严重,甚至大部分牙体都已缺失、只剩牙根的牙齿,先不要急于拔除。经过医生判断还有修复价值的,可以治疗后保留,并且通过桩冠等方法恢复外形和功能。

关于第二个问题：根管治疗后可以使用几年？

首先，根管治疗是目前保留发生牙髓或根尖病变患牙的最佳方法。但是根管治疗并不能保证百分之百成功。每个人的长相都千差万别，牙齿也一样，如有侧支根管、副根管、根尖分歧和根尖分叉等，而根管治疗的治疗方法和使用的手术器械，并不能做到针对每个人的特殊情况。因此，最后的治疗效果也因人而异。同时，牙齿发生牙髓病变死亡后，就没有了营养支持，牙齿会逐渐变脆易折。即使做了牙冠，仍应小心使用，避免受力过大而发生折裂。

最后要说的是，预防才是最重要的。养成良好的卫生习惯，定期到医院检查，发现问题及时处理，正所谓"小洞不补，大洞吃苦"，切记！

6.10 牙齿酸，不能碰冷、热、酸、甜的食物是为什么？

张阿姨今年 54 岁，是个很爱干净的妈妈，平时把自己打扮很干净利索，但最近觉得牙齿有漏风、酸痛的感觉，特别是吃冷、热、酸、甜的食物，酸痛更加明显,严重影响生活质量。这天张阿姨来到医院就诊,医生给了她全面的解答。

中年人牙齿酸痛,不能碰冷、热、酸、甜,主要是由牙齿的磨耗或者楔状缺损等非龋疾病引起。牙齿磨耗一般是由长期咀嚼食物引起,属于正常现象。磨耗的程度取决于牙的硬度、食物的硬度、咀嚼习惯和咀嚼肌的张力等。磨耗程度与患者年龄、食物的摩擦力和咀嚼力成正比,而与牙的硬度成反比。其中食物的硬度是我们能掌握的因素,因此用牙咬过硬的食物如螃蟹壳、小核桃等,都是不正确的。有些患者还会出现一种不是由正常咀嚼食物引起的磨耗,这主要是由不良的咀嚼习惯引起,如有妇女用牙撑开发夹,用牙夹住针或者用牙咬线等。这些因素会影响牙齿表面的釉质结构,使釉质发生磨损,釉质结构变少,牙本质暴露,就会产生牙本质过敏症状,遇到冷、热、酸、甜牙齿就会出现酸痛症状。

除此之外,楔状缺损也是牙齿酸痛的主要原因,所谓楔状缺损是牙的唇、颊侧颈部硬组织发生缓慢消耗所致的缺损,由于这种缺损常呈楔形,因而得名。引起楔状缺损的原因主要是刷牙方法不正确。如采用横刷法刷牙,并且使用的力气较大,牙颈部的釉质比较薄弱,易于磨去,有利于缺损的发生;同时还有牙龈沟内的酸性渗出物,也破坏了牙颈部釉质的结构,因此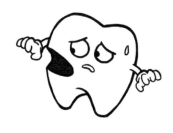更易产生缺损。当冷、热、酸、甜等刺激进入缺损的部位,牙齿就会产生酸痛感,影响正常饮食和生活。

　　解决的办法分为两种,一种是针对牙本质过敏症状采用脱敏方法。简单的脱敏,可嘱咐患者使用有防酸脱敏功效的牙膏,如果效果不佳,可到医院行专业的脱敏处理,而前提是要改掉不良的咀嚼习惯,掌握正确的刷牙方法,如 Bass 刷牙法。这种刷牙法在别的单元有专门讲解,请读者认真查找相关章节。同时采用较软的牙刷和磨料较细的牙膏。另一种方法是针对不均匀的磨耗,需做调𬌗,磨除尖锐的牙尖和边缘。而对于牙体缺损较大者,可采用充填的方法,用玻璃离子体粘固剂或复合树脂充填,充填后也要注意刷牙方法,以免充填体脱落,再次引起牙齿酸痛。

B.11 咀嚼食物时牙齿疼痛是什么原因?

李叔叔是个喜欢吃硬东西的人,作为一个典型的上海人,特别喜欢吃小核桃、螃蟹脚等。这天李叔叔来到医院,告诉医生最近牙齿没法吃东西,咬上去总觉得没有力气,一咬就疼,不吃东西的时候没什么感觉,这是为什么? 医生详细作出了解答。

中年人出现咬合无力,即吃东西用不上力气、不敢咬等症状,原因之一是患有牙周炎,牙周组织出现吸收,则牙齿无法承担过多的咬合力,因此出现咬合无力的症状。如果是牙周炎的原因,关于这部分别的单元会有专门讲解,请读者认真查找相关章节。而本文则侧重另一个原因——牙隐裂。

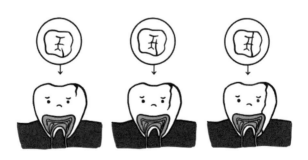

牙隐裂又称不全牙裂或牙微裂,通常指牙冠表面的非生理性细小裂纹,常不易被发现。牙隐裂的裂纹通常渗入到牙本质结构,是引起牙痛的原因之一。表浅的隐裂常无明显症状,较深时才会出现冷热敏感或有咬合不适感,往往这个时候患者会选择就医。当然还有些患者出现更严重的症状,如咀嚼剧痛时才会就医,这时治疗已经错过了最佳时期。出现牙隐裂的原因除了先天的牙尖斜度过大外,后天的创伤性咬合力是主要原因,当吃的东西过硬,用的咬合力过大,这种力量作用于高陡牙尖或者牙尖斜度过大的部位时,形成创伤性咬合力,从而出现牙齿隐裂,在咬合力继续作用下,裂纹逐渐加深,向牙髓方向延伸,出现越来越重的咬合不适感。

对于出现隐裂者,首先应减少患侧的使用。医生询问病史,可能都会有近期咬硬物史。因此,建议不要食用较硬的食物,如咬开螃蟹壳、硬的坚果壳等。其次,及时到医院就诊,对于隐裂较浅、没有龋坏者,可用酸蚀法和釉质粘结剂处理,并且定期到医院复查;对于隐裂较深并伴有龋坏但牙髓症状不明显,需要进行充填治疗,同时磨除高陡的牙尖;如果出现牙髓症状,有自发性疼痛,建议做牙髓治疗,即根管治疗,根管治疗完毕后对患牙进行冠修复,以免隐裂加深或牙齿折裂,最终导致拔牙的后果。

目前,隐裂牙的发病率越来越高,与不正确的饮食习惯有关。并且临床上发现,出现单侧隐裂牙时,对侧虽然没有症状,但裂纹也较深。除了牙齿结构问题,这还可能与长期单侧咀嚼有关系。因此,如果牙齿出现不适,请及时就医。

B.12 洗牙会使牙齿松动吗?

王阿姨今年 50 岁,刷牙出血好多年,也就诊过很多医院,医生的建议是首先要"洗牙",但是王阿姨听说洗牙会让牙齿松动,一直拒绝洗牙,越拖牙齿越松动。这天王阿姨又来到医院,希望得到专业的意见,医生作出了详细的解答。

"洗牙"的专业名称为龈上洁治术,是指用洁治器械去除龈上牙石、菌斑和色渍,并磨光牙面,以延迟菌斑和牙石再沉积。洗牙可以消除菌斑和牙石的刺激,使牙龈炎症完全消退或明显减轻,是牙周疾病的主要治疗方法。在生活中,如果出现刷牙经常出血、牙龈肿胀、咀嚼时牙齿用不上力、晨起口腔有异味,或者到专业医院检查诊断为牙周炎,那么洗牙是首选的治疗方法。

当医生建议患者洗牙时,有些患者会说我洗过,洗后牙齿会松,拒绝洗牙。其实洗牙后,因为没有牙石的包裹,牙齿可能没有了依靠,会出现牙齿松动,这说明牙周炎已经发展到了一定的程度,属于较重的牙周炎,在洗牙结束后需要进一步做牙周的治疗,这样才有可能保住出现松动的牙齿。反之,如果害怕洗牙,任由牙周炎症发展下去,最终会出现即使有牙石的包裹,牙齿继续刺激牙周组织发炎,牙槽骨吸收,牙齿也会出现松动甚至脱落。到那时,牙周治疗也无法保住牙齿,最终导致拔牙的后果。因此洗牙是极其重要的,它不仅可以将有慢性龈炎的患者的炎症消退,让牙龈出血减少,而且对于牙周炎的患者,洗牙可以作为维护期的重要手段,控制牙周炎症,减少复发。

对于口腔内还有其他问题的患者来说,洗牙也是其他治疗的准备。如修复缺失牙,在取印模前要先洗牙,以消除基牙及余留牙的龈上牙石,使印模更准确,假牙更为合适;口腔内一些手术如肿瘤切除、颌骨切除等,也需要先洗牙,以保证术区周围清洁,消除感染隐患;正畸治疗前和期间也应该洗牙,消除原有的牙龈炎,并预防正畸过程中的龈炎。

因此,对于已接受过牙周治疗的患者,在维护

期内除了进行持之以恒的自我菌斑控制外,定期
(一般为6个月至1年)作洁治以除去未曾清除干净
的菌斑、牙石,是维持牙周健康、预防牙龈炎和牙周
炎发生或复发的重要措施。对于牙周相对健康、未
进行过牙周治疗的患者,可参考临床医师的建议,
进行预防性洁治,建议1年洗牙一次。

B.13 拔牙已经好几年了,还能种牙吗?

罗叔叔是个生意人,几年前因为牙齿咬硬物劈
裂,导致最终拔牙。但是因为生意比较忙,没有及
时修复,总觉得少颗牙齿吃东西越来越不舒服。今
天,罗叔叔来到医院询问医生,医生给出了合理的
解答。

人到中年,总会因为不同的原因导致牙齿缺
失,进而需要修复,也就是人们常说的镶牙或者装
牙。由于医疗水平的提升,种植技术被人们越来越
多地熟知,因此,有些患者需要了解相关问题,在这
里我们先解答什么时候可以种牙。

一般在拔牙后3个月,牙槽骨以及软组织恢复
后就可以装牙,此时软硬组织都处于稳定的状态,
位置及高度基本保持不变,是装牙的好时机,也是

种植的时机。如果拔牙后不到 3 个月，软硬组织还没有完全稳定，那么此时种植不是引起种植体初期稳定性不够，就是种植钉与骨结合不牢固，将来可能出现种植体松动或者脱落等不良反应（当然，由于材料学和种植外科的发展，有些拔牙不足 3 个月的病例也在开展，此部分称为早期种植）；如果拔牙超过 2 年，甚至很多年，那么拔牙区域其他牙齿的位置会发生改变。以下牙缺失为例，上面的牙齿会伸长（如果上牙缺失，那么下牙也会伸长），后面的牙齿会往前倾斜，使拔牙的位置越来越小，如果要恢复原来牙齿的位置，需要先处理伸长的牙齿。处理方法简单的可能需要调磨，复杂的可能需要截冠，截冠又需要处理伸长牙的神经，进行根管治疗等；倾斜的牙齿可能需要片切，将来可能会引起龋齿等。不仅如此，长期缺失的牙齿会引起缺失处的牙槽骨吸收以及牙龈的萎缩。因此，种植后的牙齿由于之前的吸收和萎缩，会引起与前后牙齿间的食物嵌塞，食物嵌塞又会引起牙槽骨的进一步吸收。牙槽骨支撑着天然牙根，同样支撑着种植牙根，骨量缺失就会引起种植体松动、咀嚼无力，甚至种植体脱落。

因此，拔牙后尽量在 3～6 个月内进行种植修复，最多不要超过 2 年，这样种植的效果才会好，种植体的使用寿命也会延长,一般可终身使用。但不是所有的人群都适合种植,关于哪些人能种植,哪些需要增加骨量才能种植,哪些能种植,我们有机会再讲解。

B.14 种牙需要哪些流程?

李叔叔拔牙后,医生建议用种牙的方式来修复。李叔叔一直认为,种牙就是把牙齿种进去即可,一次就能完成,但是事实并非如此。虽然种植牙目前已经成为缺牙首选的修复方法之一,但是过程还是很复杂的。今天医生就来讲讲种牙的一般流程。

首先,植入种植钉。拔牙 3 个月后,牙槽骨和牙龈都保持稳定状态,可以开始种植手术,将种植钉植入到缺牙区的牙槽骨中,然后将牙龈缝合,7~10 天拆线。如果患者原来戴过活动假牙,那么待伤口完全愈合后,可以佩戴原来的活动假牙,但是需要注意将活动假牙的基托组织面进行调整缓冲。

其次,等待时间。做完上述手术后,种植钉与牙槽骨进行结合,需要的时间一般是上颌 4 个月,下颌 3 个月,即可安装愈合基台。也就是说,这个时候需要将牙龈再次切开,将一个装置埋在牙龈下,长在骨里的种植钉上。安装结束后,再等待2周,牙龈就会按着基台的形状生长,此时就会发现种牙牙根已经完成。

再次,取模型。做过假牙的患者都知道,做之前要咬牙印,其实是一个道理,只不过,取种植模型更加精确。取完模型后,一般需要2周进行加工,加工完成后,方可进行试戴。

最后,佩戴种植牙冠及复诊。拿到种植牙后,我们需要查看一下材料保修卡与所选择的种植牙冠的材料是否一致。如果一致。开始佩戴,适当调磨后方可粘结,作为永久种植牙佩戴。种植假牙使用后,第1年每隔3个月复诊1次,以后每年至少复诊2次。特别提醒,很多患者在种牙后,以为一劳永逸,不再复诊,而且用种植牙咬硬物,这些都是不可取的,种植牙也需要定期复查。

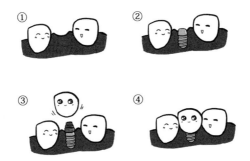

作为患者,需要知道自己的基本情况和全身状况,如有没有严重的糖尿病,长期服用抗凝剂等。虽然在手术前我们会全面检查患者的全身情况,如血象、血压、脉搏、呼吸、心电图、胸部透视以及肝肾功能、出凝血时间等,但是,有些疾病还是需要患者配合交代病史。因此,建议患者不要隐瞒病史。在这里,特别注意的是中年人骨质疏松的患者多,有些还长期服用双膦酸盐类药物,往往这些患者自己觉得不算什么,没有向医生交代,而骨质疏松严重影响种植牙的预后。因此,需要患者配合,有病史应及时提供。

B.15 心脏病、高血压、糖尿病、放疗过的患者,能拔牙吗?

王叔叔是个胖胖的人,平时就喜欢吃肉。大半辈子下来,积累了不少的疾病,心脏病、高血压、糖尿病、肿瘤都得过。最近因为牙齿疼无法吃东西,看医生发现需要拔牙,但是这么多疾病能拔牙吗?今天,医生会给出详细的解答。

首先医生会问王叔叔,有没有心脏病、高血压、糖尿病,有没有药物过敏史,有没有长期服用什么药物,等等。有些人觉得很烦,也有些人故意隐瞒一些病情,这样做肯定是不对的。医生询问病史,并不是随便问问的行为,而是此种疾病会影响到牙齿的治疗,特别是拔牙时,有些患者不能拔牙。

心脏病是目前中老人的常见病,一般来讲,心脏病患者如心功能尚好,为Ⅰ级或Ⅱ级(Ⅰ级:体力活动不受限制,日常活动不引起心功能不全的表现;Ⅱ级:体力活动轻度受限制,一般活动可引起乏力、心悸和呼吸困难等症状),这类患者可以耐受拔牙或者口腔的其他小手术,但是要保持镇痛完全,保证患者安静,不激动、恐惧和紧张。因此,在拔牙前,医生需要测量患者的基本体征,如血压、脉搏等,必要时做心电图以及血液生化等检查。此时要提醒大家,这些检查需要患者配合,有些患者会觉得我就拔个牙,还这么麻烦,这显然是不对的。除了心功能需要达标,其他的心脏问题也需要注意。

期前收缩(早搏)在心脏病中是比较常见的,如为偶见的早搏,不会增加拔牙的风险性,但如果是频发性室性早搏,在麻醉和手术时易增多,有发生室性心动过速的可能性,应及时控制。因此,无症状的一度或者二度房室传导阻滞一般可耐受拔牙手术。

　　中老年人冠心病的患者越来越多,而需要拔牙的中老年人也越来越多。因此,对于有冠心病的患者拔牙也是需要注意的,因为冠心病患者可因拔牙而诱发急性心肌梗死、房颤、室颤等严重并发症,应注意预防,术前要服用扩张冠状动脉的药物。如果是患冠心病的中老年朋友,请及时向医生交代病情,不要隐瞒,一旦发生并发症,后果是极其严重的。

　　除了冠心病和早搏外,心血管瓣膜受损也是常见的心脏病。口腔是一种污染的手术环境,并且所要拔除的患牙周围通常有慢性感染存在,拔牙操作可能使细菌进入血液循环,引起一过性的菌血症。多数研究报道,拔牙术后造成菌血症的概率高达$50\%\sim80\%$,与牙周组织状况、拔牙数目、手术持续时间和口腔卫生状况有关,大多数不会引起严重不良后果,而对于心血管瓣膜受损类的疾病则可能造成严重威胁。由于细菌感染,可造成细菌性心内膜炎,而这种疾病的病死率极高。因此,这样的患者在拔牙前,首先要告知医生自己的病史,同时遵照医嘱,严格按医生的要求来进行预防。

　　预防性使用抗生素是心脏瓣膜病患者接受口腔手术前所必需的,包括之前讲过的龈下刮治、种植体植入、某些根尖周治疗等外科手术。对于心脏瓣膜病患者应在改善口腔卫生状况后,术前按药物血浆浓度峰值产生时间使用青霉素类抗生素(无过敏史者)。但近14天内使用过青霉素者,则不得使用青霉素预防心内膜炎。此处特别提醒,引起心内膜炎的细菌之一是草绿色链球菌。此细菌对青霉素高度敏感,但24小时后即可产生耐药株,且消失慢,2周后仍可存在。因此,患者首先平时不要滥用抗生素,一旦产生耐药株,后果不堪设想;其次,遵照医嘱,不要隐瞒用药史,时间至少覆盖1个月前。

为便于临床应用,术前可以使用阿莫西林胶囊,术前1小时口服。阿莫西林作为草绿色链球菌的有效杀灭剂,胃肠道吸收好,有较高和持久的血药浓度。而对于青霉素过敏的患者可以使用大环内酯类抗生素,如红霉素、克林霉素、阿奇霉素等,口服、肌内注射或者静脉滴注均可。部分患者可在术后继续使用3天。

总结一下,哪些人不能拔牙?第一,6个月内有心肌梗死病史者;第二,近期心绞痛频繁发作者;第三,心功能Ⅲ~Ⅳ级或有端坐呼吸、发绀、静脉怒张等症状者;第四,心脏病合并高血压者,应先治疗高血压后拔牙。

高血压的界定：WHO 的血压界定为，低于 120/85 mmHg 为正常血压，高于 140/90 mmHg 为异常血压，介于二者之间为临界血压。如果只是单纯高血压病，在无心、脑、肾并发症的情况下，一般对拔牙有良好的耐受性。但是血压高于 180/100 mmHg，则应控制后再拔牙。还有需要注意的是，虽然没有达到血压的高值，但是近期已有头痛、头晕，血压处于既往最高水平，也应值得注意。因为，手术的激惹必然造成血压的骤然升高，容易导致高血压脑病或者脑出血等意外。

糖尿病是一种常见的代谢内分泌疾病，有 1 型及 2 型之分。中老年人一般为 2 型糖尿病。一般拔牙或小手术用局麻者，特别是术后能进食者，对血糖的影响较小，对糖尿病原有的治疗方案不必改变。拔牙时，空腹血糖以控制在 8.88 mmol/L 以下为宜。对于接受胰岛素治疗者，拔牙时机最好在早餐后 1～2 小时进行，因此时药物作用最佳。术后应注意进食情况，继续控制血糖，可考虑预防性使用抗生素。

中年人除上述疾病外，还有些患者长期服用抗凝药物，防止血栓形成。对于长期服用小剂量阿司匹林者，如考虑停药的风险比拔牙出血的危害更大,拔牙前通常可以不停药。如需停药应在术前3～5天开始,术后拔牙创内可置入碘仿海绵止血,并密切观察30 min,无活动性出血即可离开。术后次日无活动性出血,即可恢复阿司匹林的使用。华法林是现在常用的抗凝剂,通常需要停药1周,同时此处特别提醒,华法林使用的同时最好不要使用止痛药。

最后,我们再说说急性炎症期的拔牙。临床上,常有患者说牙疼的时候不能拔牙,因此,疼或者肿的时候都不来就医,不疼了才来。这个时候可能会造成更加严重的后果,这样做是不对的。急性炎症如果是急性蜂窝织炎,或者复杂的阻生齿,此时急性炎症未控制前,要先消炎;但如果是容易拔除的阻生齿,拔牙有利于冠周炎症的控制,可在抗生素控制下拔牙。

B.1B 拔完牙后什么时候能装牙?

孙阿姨拔牙后,需要装牙,像孙阿姨这样的中老年人可能会因多种原因导致牙齿缺失。缺牙后,就会涉及装牙的问题,临床上很多患者咨询拔牙后什么时候可以装牙,以及装什么样的牙齿。这里给大家介绍几种常见的装牙方法。

首先,装牙的时机。一般拔牙后 3 个月即可装牙,也是临床上推荐的时机,因为拔牙后 3 个月牙槽骨以及牙龈恢复到稳定的状态,此时装牙不会引起后期的牙龈疼痛以及假牙的问题。

其次,选择假牙的类型。主要分两种,一种是固定的,一种是活动的。固定的假牙,一般是我们常说的烤瓷牙,也包括种植牙(关于种植牙的部分,我们在别的单元有专门讲解,请读者认真查找相关章节)。这里我们着重讲解烤瓷牙。

烤瓷牙在国内兴起了 20 多年,是较为常用的装牙方法。患者有些因为好看,有些因为缺牙,都会装有烤瓷牙。烤瓷牙一般适用于牙齿缺失数目少者,一般缺 1 颗或者 2 颗牙齿,再加上缺失牙两边的基牙,也就是自己的牙,做一个烤瓷桥,这样就恢复了缺失牙的形态,能够行使功能。但是,如果口内缺失牙太多而余留牙很少,在没有其他辅助固位、支持措施时,不能采用固定桥修复。

烤瓷牙的材料不同,随着人们生活水平的提高,人们对烤瓷牙的要求也在提高,在追求舒适的同时,还要美观、生物相融性好,对于牙龈不刺激。这里我们所说的烤瓷牙是一个广泛的概念,实际上应称之为固定假牙。固定假牙中最多见的是烤瓷牙,这类牙是由有内冠的金属和外面的白色瓷粉组成,因此称为烤瓷牙。在金属的外面烤上了瓷粉,这种牙比完全是金属的牙齿更美观。随着技术的发展,全瓷牙已经成为目前流行的固定修复方式,这类牙整体没有金属,内外都是陶瓷的白色,目前生物相融性最好,价格也是最贵的。因此,在选择牙齿材料的时候,应结合自身的条件,包括缺失区域的条件,也包括经济条件,最终选择适合自己的一类假牙。

在这里,我要提醒广大患者,近年来,发现很多失败的病例,引起了不必要的病痛,所以,请大家到正规医院口腔科就诊。

B.17 拔除多颗牙齿,该怎么修复呢?

吴阿姨今年 60 岁,因为年轻的时候没有保护好牙齿,导致多颗牙齿缺失,现在基本不能吃东西了。吴阿姨到医院就诊,想把自己缺失的牙齿装回来,能够完成正常的咀嚼,医生针对这种情况,给吴阿姨作出了详尽的解答。

吴阿姨大部分牙齿缺失后,余留牙不够,就不能再考虑固定修复了,要采用活动假牙修复。临床上会看到一些患者连后面的大牙都没有,没有办法咀嚼食物。活动假牙的适应证比较广,前面固定假牙不能做的,这种方案一般都可以做;还有一些缺失牙的患者虽然可以做固定假牙,但是由于自身不能接受或不能耐受固定假牙所必需的牙体组织磨切,也可采用活动假牙修复。因此,活动假牙具有磨除牙体组织少,患者能自行摘戴、便于洗刷清洁以保持良好的口腔卫生,制作方法简便,费用较低,便于修理和增补等优点。但是,戴过活动假牙的患者可能了解,假牙体积大、部件多,初戴时常有异物感,有时影响发音,引起恶心,其稳定性和咀嚼效率不如固定假牙,有时还可能对基牙带来损伤,导致黏膜溃疡、龋病、牙周病等不良后果。

对于全口牙缺失的患者,活动假牙是大多数人的选择。但是如果经济条件可以,同时牙槽骨骨量也可以,可选择种植假牙,不仅舒服、稳定,而且咀嚼效率高,被认为是人类的第三副牙齿。

对于选择活动假牙的患者,这里提供一些建议,希望大家采纳:

(1) 活动假牙容易引起余留牙龋齿以及牙周病,因此,佩戴时需要定期做口腔检查,这样可以延迟更换假牙的时间。

（2）有些患者初戴时觉得不舒服，又不去医院进行调磨，放着不戴，这样长时间不佩戴假牙，假牙将无法就位，也就相当于白做了。

（3）佩戴假牙，要注意口腔卫生，包括假牙的卫生以及余留牙的卫生。每天晚上将假牙可用牙齿刷洗后泡在冷水里，余留牙也刷干净，吃完食物后，也要将假牙拿下进行冲洗，同时漱口。

（4）定期更换假牙。长时间的佩戴导致假牙松动，无法就位，或者咀嚼时出现脱落的现象，这种情况要及时就诊，以免后期制作假牙更加困难。

7　老年期

7.1　老年人有心脏病可以拔牙吗?

最近碰到邻居王大爷,他是一个身患心脑血管疾病的老年人,3个月前刚因为脑梗死住院进行治疗。近1周来,感觉后槽牙牙龈肿胀、疼痛,影响日常进食,人也消瘦了不少。自己照照镜子发现牙齿都蛀烂了,就剩个牙根了,估计是保不住了。前段时间把心思都花在看其他毛病上,忽略了牙齿,现在看来是要尽早去医院口腔科把这些烂牙根拔掉了。但是想到自己近期内刚刚脑梗过,还有高血压,不知道能不能拔牙,是否需要预先做些准备工作呢?

老年人是心脑血管疾病多发人群,临床上常常会碰到脑梗后需要拔牙的老年患者。一般认为在经过积极治疗好转后6个月,可在内科门诊进行老年病评估,通过对临床体征的检查以及心电图变化的判断为病症平稳期,方可以接受牙拔除术的治疗。因此患者在做评估之前,需接受心电图和胸部X线片的检查。不过需要注意的是,以上这些辅助检查的有效期限是半年。

像王大爷这样的老年患者,有脑梗史合并有高血压的情况下,如果想要拔牙,平时应控制好自己的血压。据WHO的血压界定,>140/90 mmHg为异常血压;如果血压高于180/100 mmHg,则应先控制后再行拔牙。如果有头痛、头晕症状,血压波动大,要先行内科治疗,病情稳定后才可进行拔牙。因为拔牙手术的激惹很大程度上会造成血压的骤然升高,如果术前就血压较高,可能会导致患者出现高血压脑病或脑血管意外等危象。因此在接受口腔医生拔牙治疗过程中,最好能同时进行心电监测,并有内科医生在旁密切观察,那么治疗的安全性也将大幅提升。基于上述这些情况的考量,老年朋友在医院就诊时,与医生进行术前沟通中务必要如实讲明自身的既往系统病史和治疗史,便于医生对您的全身情

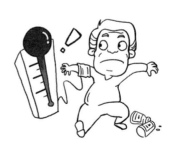

况有个明确的诊断,不仅能够提供更人性化的治疗,最重要的是可以有效避免很多拔牙中会遇到的严重并发症。

老年患者由于全身及局部发生的一些生理性或是病理性的变化,虽然对牙拔除术的耐受性相较于年轻人低,但大多数患有系统疾病的老年患者还是可以承受的,在医生对患者整体病情充分了解和掌控的前提下,整个拔牙的过程是可以平稳完成的。患者需要做的准备工作就是积极配合医生,选择好拔牙时机,调整好自己的身体和精神状态,谨遵医嘱,顺利完成拔牙治疗。

7.2 牙齿敏感酸痛该怎么办?

随着天气转凉,王大爷早起刷牙总感觉漱口的时候满口牙齿受不了这自来水,发酸发胀。平日里走在路上,偶尔嘴里灌进一口冷风,这牙也是酸倒了一大片。之前还觉得自己牙口不错,吃嘛嘛香的,怎么现在稍微碰到点凉的,这牙就不行了,更不要说是吃点带酸味的水果了,有时吃甜食也会酸。一开始还以为是牙齿蛀掉了,照照镜子也没看到牙齿变黑呀,这到底是怎么回事呢? 应该怎么解决?

在回答上述问题之前,首先了解一下牙齿的感觉是从何而来的。别看牙齿如此坚硬,但它其实并不是完全实心的。在牙齿的最外层是人体内最硬的组织——牙釉质。但在牙根面覆盖的则是相对薄弱一些的牙骨质。在牙釉质和牙骨质的内层是牙本质层,这是构成牙齿硬组织的主体结构。但牙本质并不是均匀的一层物质,而是具有密密麻麻的牙本质小管的筛状结构,而这些小管最终通向牙齿最内层的一个空腔,在这个空腔内容纳着血管和神经等软组织,这些组织称为牙髓,这个腔隙则被称为牙髓腔。之所以会有牙酸或牙痛就是牙髓组织感受到了外界的刺激所致。但在正常情况下,由于牙釉质的保护,平时进食时并不会令牙齿有任何感觉。如果发生了像王大爷这样遇到甜食或者冷水酸痛的情况,那很有可能是牙本质暴露了以后,刺激传导到了牙髓引起了这种不适感,而这种不适感本身也是在提醒人们,牙齿出现问题了。

来医院口腔门急诊的患者中,牙痛是主要症状之一。其中龋病(也就是俗话说的蛀牙)引起的疼痛是一方面,另一方面则常常是因为牙齿的缺损磨耗引发的。就像问题中所表述的,一碰到外界冷热的刺激,就会感觉全口之中数颗牙齿同时酸痛不已。很多人以为只有蛀牙才会引起牙痛,其实并不完全是这样。牙齿遇冷、遇热酸痛,这种牙痛症状除了是由牙齿的龋病,还可以是牙齿的缺损、磨耗、隐裂以及牙本质过敏等牙齿硬组织疾病引起的。那么为什么会出现牙齿磨损呢?通常来讲,长期咀嚼食物,每天刷牙时牙刷刷毛对牙齿的机械作用力等,都会对牙齿表面形成慢性磨损,磨损的程度因人而异,这与饮食习惯、是否掌握正确的刷牙方式、有无夜磨牙症和牙齿发育钙化等因素有关。也就是说,牙齿在某种程度上相当于一种消耗品,使用的年限越长,损耗程度相对也会越来越大,所以老年患者中较容易出现上述这些牙齿敏感症状。老年人感觉酸痛的常见部位是有磨损的后牙咬合面和前牙切端,以及因牙龈增龄性退缩后而暴露出来的牙齿颈部和部分牙根的表面。一般我们建议在出现酸痛表现的初期,可以在家先自行尝试使用具有抗过敏功能的牙膏,这些牙膏在各大中小型超市中都能买到。牙刷的刷毛尽量选用软毛型,这样也可以尽可能减低对牙齿本身的损耗。同时也要改变自己的一些饮食习惯,避免用牙齿来咀嚼坚硬的食物。掌握正确的刷牙方法,如 Bass 刷牙法。经过一段时间的调整,可以缓解酸痛症状。但如果发现酸痛症状加重,则须前往医院口腔门诊,在医生进行检查诊断后,根据牙齿的不同问题,给予个性化治疗。比如,针对不均匀的磨耗,需做调𬌗,磨除尖锐的牙尖和边缘;而对于牙体缺损较大者,可采用充填的方法,用玻璃离子体粘固剂或复合树脂充填,充填后也要注意刷牙方法,以免充填体脱落,再次引起牙齿酸痛。

牙齿酸痛症状的出现往往是一种警示,提醒我们要关注口腔问题,更全面地保护自己的牙齿健康。

7.3 牙缝变大了怎么办?

自从上了年纪,李大妈就觉得自己身体的各个零部件每况愈下,特别是这口牙,吃东西不得劲。一日三餐,吃什么都要往牙齿的缝缝儿里钻,特别难受,刷牙的时候还不能完全清洁干净。每餐饭后只能靠牙签把塞的那些食物清理出来,太麻烦了。最近碰到之前的老邻居王大爷,两人在聊天中发现原来这种情况还挺普遍的,王大爷也有跟李大妈一样的烦恼,他听说可以让医生把这些牙缝填起来,这样就不会老塞东西了。李大妈觉得倒也是个解决的办法,就是不知道靠不靠谱。

老年人出现食物嵌塞的情况相对其他年龄层是比较多的,造成牙缝隙增宽的主要原因是老年人牙周组织的增龄性改变及牙齿的磨耗。

正常情况下,牙龈附着于牙骨质釉质结合处,也就是牙冠和牙根交界的位置,随着年龄的增长和长期、慢性的牙龈炎症刺激,牙龈的附着水平会缓慢地向牙根方向移动。与此同时,牙槽骨也会同身体其他部位的骨头一样,出现生理性骨质疏松,骨吸收导致其高度随着年龄的增加而减低。综合这些变化,所能感受的直观改变即为牙龈萎缩,牙缝增大。其实本身牙齿和牙齿之间就存在生理性缝隙,此区域中饱满的牙龈乳头很好地填补了这个缝隙。牙龈的萎缩造成龈乳头消失,导致食物易嵌塞于牙缝间。

老年人牙齿的咬合面由于使用的时间和频率原因,都存在有过度磨耗的情况,牙面结构的改变造成咀嚼食物时,将食物嵌入对颌牙齿间,从而导致相邻牙齿间接触点关系的改变,加重了食物嵌塞的状况,引起恶性循环。牙缝越来越大,东西越嵌越多,剔牙也越来越艰难。

在临床接诊老年患者时,我们常常会碰到这种患者,他们自以为只要像补牙一样把这些空出来的牙缝填满,就能解决食物嵌塞的难题,其实这是大错特错的。如果人为地用牙科材料将这些缝隙填补起来,不仅会对牙齿间剩余的牙龈组织和牙槽骨造成刺激而引起牙周炎症,加速牙龈的萎缩和牙槽骨的骨质流失,而且还会为口腔中的有害菌群创造有利条件,侵害牙根表面,形成蛀牙。正确的处理方法应该是定期做口腔检查并进行有效的牙周病治疗。

口腔卫生护理本就没有捷径可循,贵在每天坚持。平时出现食物嵌塞后,使用牙线、冲牙器或者牙缝刷,将残留在牙缝间的食物清理出来,这样才能保护牙齿。

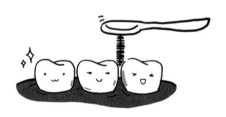

7.4 老年人牙齿变得散乱该怎么办?

张大妈自从岁数上去了之后,不仅牙齿咬起东西来没以前有劲了,而且感觉牙齿的位置也在一天天地改变。本来照镜子看到挺整齐的牙齿，不知道从哪天起变得不像之前那么整齐了。特别是前排的门牙，显得尤其突出，牙齿之间的间距也大了许多。仔细观察，还能发现有几颗牙齿变得比之前长了，都一把年纪了，难道牙齿还会再生长么？现在闭口时嘴唇都快包不住前排的牙了，眼看着就要成龅牙了，怎么办？有办法让这些牙齿归位么？

张大妈所说的这些表现，不管是咬合无力，还是牙齿变长，抑或是前牙移位，都不是牙齿的再生长，而是慢性牙周炎在口腔中的直观表现形式。所谓的牙齿变长其实是牙槽骨吸收以及牙龈退缩后导致的牙根暴露，继续发展下去则牙槽骨出现严重吸收，牙齿开始松动移位。这种移行发生在前牙区的话，牙齿就如同扇形一般散开排列，破坏了原本正常的接触关系，对患者的面容也会有不良影响。口腔门诊中接诊的大多数牙周炎病例都是慢性的，病程较长，其患病率随着年龄的增长而增高，并且病情往往会逐渐加重，因此老年人中患牙周病的比例较高。虽然这种慢性口腔疾病到目前为止尚无法获得治愈，但是通过及时得当的治疗可以加以控制炎症的发展，延缓牙槽骨的吸收速度，稳固松动的牙齿。

接着让我们来说说如何让"龅牙"归位的事。临床上我们常常会看到因"门牙排列不齐"前来就诊的患者,他们很多并不知道这是牙周病到了中晚期的征兆,如果此时老年患者再不重视、不治疗,最终会引起牙齿的脱落。然而,单纯只做牙周病基础治疗并不能完全解决问题,还需在有效控制口内牙菌斑及牙周炎症的基础上,配合接受正畸修复的治疗。现在已经有病例研究显示这种综合性的序列治疗,具有疗效确切、安全可靠、效果稳定的特点。减轻了患者的牙周病症状,并能矫正前牙移位的情况,使得牙齿复位,满足了美观上的需求。传统观念觉得矫正牙齿是年轻人的选择,其实不然,现代的正畸治疗已经扩大到中老年阶层,因为对于美的追求,是不受年龄所限制的。

7.5 老年人口腔中的残牙可以保留吗?

李大妈在平时看电视的时候,经常会看到一些养生以及健康类型的栏目,这些栏目常常会请大医院里的专家医生来进行专业的讲解点评,听听也觉得颇有收获。有次看到一期节目是请了口腔方面的专家来给大家说口腔常见疾病。其中说到装假牙的问题,专家说老年人要尽量保留自己的牙齿,能补的补起来,不要牙齿一疼就二话不说去拔掉。由此联想到自己的牙齿,以前不懂,痛的时候就想着去拔掉它,不疼了又随它去。现在嘴巴里有好几颗牙都咬不了东西,照电视里专家的说法,这些牙都不用拔,可以保留下来做假么?

老年人因为其口腔内各个组织的增龄性变化,再加上牙齿在日常咀嚼和慢性刺激等多方面作用下的磨损,经常会面临因牙齿大面积龋坏和松动而需要拔牙的问题。纵使通过拔牙的处置可以有效缓解病牙所带来的痛苦,可是一旦没了牙齿,往后吃东西就没之前那么舒服自在了。因此,越来越多的人希望能通过其他更好的治疗方法来挽救病牙。那么到底该不该拔牙呢? 其实这是因"齿"而异的。我们不能光因为听了电视中专家的一面之词,就觉得所有的病牙都是可以保留的。

如今,龋病仍然是老年人的各种口腔疾病中发病率最高的。老年人因为牙龈退缩、牙缝增宽、牙周状况差等因素,发生在牙根部位的龋齿较其他年龄层的人更显著。从全身健康来说,在患有严重的系统性疾病时,老年人的日常生活自理能力也会下降,个人口腔卫生的护理很难做好。一旦姑息放任,往往就会出现同时有数颗牙齿和牙面发生龋坏的情况,严重的甚至牙冠已经发生折断,无法咬合。除了龋病,牙周病也是导致老年人缺牙的另一个主要原因。当出现牙齿松动,牙龈红肿、出血、溢脓等症状时,其实牙周病已经发展至晚期。如此这般,松动牙到底是该拔还是该留,在没有得到系统的诊断评估前,是无法给出准确答案的。

综上所述,老年人需要做的应当是积极防治口腔疾病,不仅是牙齿疼痛不适时及时去医院治疗,更要在平时定期看牙医,帮自己嘴巴里的那些"老伙伴们"做个健康检查,防患于未然,省得到最后还要为了那些烂牙根做选择题。

7.B 满口牙齿龋坏怎么办?

张大妈在 50 岁的时候经历了更年期,那段时间老觉得嘴巴干,眼睛也非常干涩,一开始还以为是更年期综合征,后来去医院检查才知道自己是得了干燥综合征。而后渐渐发现牙齿也不行了,且不说牙变黑了,时不时的就感觉牙齿一片片地剥脱下来,感觉整个口腔内的牙齿表面都不光滑。"我已经很注意了,每顿饭后都刷牙,一天三次,但是没啥作用,这种情况仍旧在持续发展,我的牙是不是没救了?"

干燥综合征又称舍格伦综合征,是一个主要累及外分泌腺体的慢性病,是一种自身免疫性疾病。发病年龄多在 40～50 岁,女性发病率高于男性。这个现象也可以通过网络上很多更年期妇女咨询干燥症的相关问题得到印证。他们最常见的症状就是口干、眼干。常常可以听到患此种疾病的人说自己喝了水也无法缓解口渴症状,哭泣也没有眼泪。这类患者由于唾液腺的病变,使得唾液黏蛋白减少,唾液腺分泌唾液的功能受限。口干只是其中一种表现,另外由于唾液分泌少,口腔黏膜、牙齿和舌头都发黏,口腔内易发溃疡。

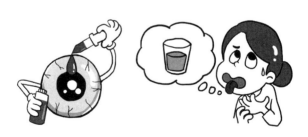

猖獗性龋是干燥综合征的特征之一。这里我们先来说说龋病是如何发生的。细菌、食物、宿主和时间是龋病的"四要素"。细菌黏附在我们牙齿表面的时候,通过产酸、释放毒素等一系列作用,使得牙齿表面脱矿,继而引起蛀牙。正常人口腔内分泌的唾液对黏附在牙面上的菌斑起到冲刷作用,并且唾液中的有机成分和无机物均会对龋病的发生有影响。可想而知,口干症患者因唾液分泌量严重减少,牙齿的自洁功能下降,牙齿表面再矿化的能力减弱,口腔内滋生的细菌导致患龋风险成倍增加。近年来,有研究显示,干燥综合症患者是龋病发生的高危人群,且患龋程度较为严重。病程越长,则龋病的发病程度越严重。猖獗性龋由于其发展速度较快,且累及多颗牙齿和牙面,从临床医生的角度来看,治疗起来也是相当棘手。在治疗龋齿的同时,更需要从根源上解决问题。患者需要配合治疗干燥综合征,控制并稳定病情,多喝水漱口,改善口腔内的环境。全身治疗和局部治疗联合起来,共同抗龋。

7.7 牙龈上长了"瘤子"怎么办?

王大妈发现自己前门牙周围的牙龈肿得很厉害,尤其是最近一两个月时间里,牙龈不仅肿的程度越来越厉害,而且刷牙的时候还会出血,吃稍微硬一点的食物,碰到牙龈也会出血。她试过自己吃消炎药,没啥效果。老伴还觉得她的门牙跟以前长得不一样了,比之前拥挤。要不是老伴发现提醒,她自己还没看出来。照镜子看,那些肿出来的牙龈就像个瘤子一样,盖在牙齿上面。王大妈很害怕,莫不是得了口腔肿瘤?发展得这么迅速,吃药都没用,会不会是什么不好的毛病啊?

　　王大妈作为一位老年女性,她的牙龈状况让她非常烦恼。刷牙出血,咬物后引起牙龈的出血,这些症状都是牙龈在向我们发出提示,在口腔内的致病菌作用下,牙周组织发生了炎症反应。另一个让她十分头疼的问题就是牙龈上长的"瘤子",这是牙龈增生的表现。随着社会老龄化趋势,心血管疾病进一步增加,临床门诊中遇到类似的牙龈增生越来越多见,在追问过患者的用药史之后,发现这种病患一般都有服用钙拮抗剂,譬如硝苯地平。此外,苯妥英钠和一些抗癫痫药物也容易引起牙龈的增生。此种牙龈增生初始起于牙齿之间的牙龈乳头,呈小球状突起于牙龈表面,而后继续增大、扩展,盖住部分牙面。牙龈增生严重者,甚至可以覆盖大部分或全部的牙冠,妨碍到患者的进食,同时也会影响到口腔的卫生清洁和美观。增生肿大的牙龈会挤压牙齿使之移位,多发生在前牙,也就是门牙的这个区域。如果确诊是服用了上述这些药物后引起的牙龈增生,患者最好能尽快停止用药。假使病情不允许停药,那么应在相关科室医生的指导下更换用药,并且要及早行牙周病治疗,通过洁治、刮治以消除菌斑牙石和其他一切导致菌斑滞留的因素。病情较轻的患者,通过这些措施一般能明显好转甚至痊愈。一些病情较严重的,增生的牙龈可通过牙龈切除的小手术来消除。目前这种手术方法还是很成熟的,在门诊即可完成,无须住院。

除了药物性的牙龈增生,其他的一些局部刺激因素也会导致牙龈瘤的发生,例如食物嵌塞、制作不良的假牙、牙石菌斑等。牙龈瘤是一种炎性反应性瘤样增生物,并不算在肿瘤的范畴内。但切除后容易复发,所以要配合随访,做好口腔卫生清洁工作。

7.8 咬合无力该怎么办?

李大爷自觉步入老年后,身子骨没以前硬朗了,连带着牙齿也觉得出问题了。有时候嚼起来没劲,像咬在棉花垫上似的,使不出力。偶尔吃点硬一些的食物,比如螃蟹、甘蔗、小核桃,这牙就更不行了,咬上去酸不溜啾的,别提有多难受了。还有就是上面一排牙齿中好几颗都缺了一点,听别人说是刷牙横刷造成的,可他已经很注意,早就改成上下刷牙的方法了,但还是避免不了。这是为什么?是不是因为骨质疏松造成的?吃钙片补钙会有用吗?

李大爷的这些自觉症状,有一部分是生理性的增龄性改变,也有一部分是病理性的改变。上面问题中提及的症状,根据部位划分,大致可分为牙体的牙冠部分和牙周牙槽骨部分。

我们先来说说牙体的变化。增龄是一个生理学和形态学上缓慢、自然的衰老过程。牙在人的一生中由于咀嚼、刷牙等机械性的摩擦,常常发生牙齿硬组织的缺损,即为磨损。主要发生于牙尖、门牙的切端和唇颊侧的牙颈部(牙齿与牙龈交界之处)。门诊中以唇颊侧牙颈部的缺损较为常见。由于进食的方式和刷牙的方法以及刷毛的硬度,不仅是老年人,年轻人群中以此为主诉要求治疗的病例数也是逐年增加。日常的磨损有些是无法避免的。牙齿从使用功能上来讲,算是一种消耗品。应及时发现,及早治疗。有些磨损尚未影响到牙神经时,可以通过充填治疗或修复治疗来修补缺损部分。还有另一种更为严重的牙体损伤疾病是牙齿的隐裂。牙隐裂是导致老年人牙齿折裂的主要原因，隐裂纹延伸至牙根处可以引起牙根分叉区的炎症，细菌沿裂纹走向深入牙齿内，则可造成牙神经痛，继而引发牙根炎症。那么是什么造成牙齿的隐裂呢？它是由多方面口腔因素造成的。牙齿本身的构造缺陷、慢性的咬合创伤都会对牙齿产生裂纹有促进作用，加之老年人的牙质由于增龄改变，相对脆弱，也会造成隐裂的多发。

接着来讲牙周牙槽骨组织的变化。牙龈萎缩、牙槽骨生理性骨质疏松、牙槽嵴的高度减少等都是老年人的牙周改变特点。咬合无力和牙齿松动这些牙周炎的表现，往往与长期慢性的炎症刺激有关，不良的口腔卫生习惯可能才是罪魁祸首，而不能简单地把牙周情况欠佳的责任推给"骨质疏松"，更不是靠吃钙片补钙能让牙齿恢复如初的。

出现了像李大爷所提及的类似症状的老年患者，所要做的就是让口腔医生针对病因做全面、综合的治疗，消除病因，缓解疼痛不适症状，让牙齿继续行使它的功能。

7.9　牙床上"鼓包"之后该怎么办?

李大爷自从 3 年前因为牙痛做了根管治疗之后,牙床上之前发炎化脓的地方就突出来了,压上去倒也不会痛。一开始没怎么在意,反正也就那么一小点。现在年纪大了,不知道怎么回事,下面牙齿内侧的牙床上鼓了个包,硬硬的,虽然不影响正常咀嚼,也不会痛,但心里不踏实啊,万一这个包越鼓越大怎么办? 该不该去切掉? 我是不是得骨瘤了? 会不会癌变?

李大爷所说的牙床上鼓了个硬硬的包,很有可能是牙槽骨的骨质增生,也有可能是颌骨隆突,这样的病例在口腔科门诊中是比较常见的。骨质增生多发于中年以上,这是人体衰老的一种正常退化现象。"增生"从字面上看是增加的意思,但是一般认为骨质增生是由于中年以后体质虚弱及骨质的退行性变。其发生的部位不同,形态也各有特点。如发生在骨关节和椎骨处,即关节软骨的改变,增生形成口唇或鸟嘴状,一般人也称之为骨刺。骨质增生本身不是一种疾病,但是当增生的骨刺刺激到了局部组织或神经产生症状的时候,就需要就诊治疗了。增生的部位如果是在牙槽骨上,即颌骨包绕牙根的部分,增生多表现为多圆锥状突起或小骨刺。之所以会不同是因为牙槽骨是人体骨骼系统中唯一的特殊部位,是无骨髓的,当人体骨骼系统发育定型时,牙槽骨基本上取决于牙龈组织的支持。老年人牙龈的萎缩退化,导致对牙槽骨输送营养的能力日趋下降,牙槽骨也随之发生了退行性变。大多数患者的牙槽骨骨质增生没有明显的临床疼痛症状,如果医生确诊只是骨质增生,不需要特别处理,在家观察就可以了。有时候,也会有患者将口腔内正常的骨隆突误以为是骨质增生。骨性隆突是颌骨上生理性突起,不是疾病。

我们来看看哪些原因会造成牙槽骨骨质增生:慢性局部炎症刺激,譬如慢性牙髓炎、根尖周炎和牙周炎等慢性炎症的长期刺激;如创伤、压迫;年龄因素;遗传因素;药物因素等。发生了骨质增生也不用特别担心,假如未出现疼痛不适,可暂不治疗,采取观察措施。如果增生的部位影响到假牙的修复或者压迫产生疼痛了,可通过外科手术的方式来修整突出的骨面。如果是一些小骨刺,在家自行天天按压即可。另外,老年患者大可放心,牙槽骨骨质增生一般不会引起癌变。

7.10 下巴老是脱臼该怎么办?

刘大爷的下巴昨天又掉下来了,这已经不是第一次发生了,之前大笑或者大张嘴后都会这样。往后他就注意一点,尽量避免出现大张嘴的情况。但是昨天忍不住打了个呵欠,他的下巴再一次地掉下来了。长此以往,成天跑医院急诊科,急诊科的医生都快认识刘大爷了。虽然也不是什么大毛病,但是也已经严重影响到他的正常生活起居,有办法治好吗?

在人体全身上下有多处关节,其中最复杂也最灵活的关节就是颞下颌关节。这个关节在颌面部肌肉的作用下产生与咀嚼、吞咽、语言及表情等有关的各种重要活动,是具有转动和滑动运动的左右联动关节。它是由下颌骨的髁突、颞骨关节面、居

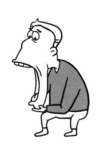

于二者之间的关节盘、关节周围的关节囊和关节韧带所组成。髁突脱出关节窝以外,超越了关节运动的正常限度,以至于不能自行复回原位者,称之为颞下颌关节脱位。

老年人的颞下颌关节脱位发生率较高,病因有关节内部结构因素和外部因素两方面。由于年龄增大,关节有很多退行性变,这些改变与身体其他关节的关节炎变化有联系。在老年人中普遍存在有患类风湿关节炎,它侵蚀骨与软骨,引起严重的功能紊乱,再加之骨关节的退行性变与增龄的关系,譬如关节结构的松弛、关节结节的磨损等,都会引起颞下颌关节的功能紊乱以及习惯性脱位。说到外部致病因素,常见的病因则是过度的张口运动、损伤和骨折等。像刘大爷这样反复发生的关节脱位症状,多数是因为在急性脱位后未予以适当的治疗,比如进行复位后未采取制动,或是制动的时间不够,被撕裂的关节韧带和关节囊未得到修复,结果关节韧带、关节囊松弛了。其次,由于脱位后张口时间过长,该处的肌肉功能亢进了,髁突的运动过度,使得关节周围的韧带和关节囊松脱。还有就是老年人慢性长期消耗性疾病、肌肉张力失常也会导致顽固性、复发性脱位。对于这种习惯性脱位,复位后单纯限制下颌活动已不能达到预防再脱位的目的。患者及家属一定要引起重视,看完急诊解决当下问题后,还需要去关节专科门诊,医生会根据检查结果采取治疗。一般情况下,医生会在关

节区的位置注射药物,假如药物治疗无效,还可以
采用手术治疗。

 ## 7.11 老年人可以做种植牙吗?

邻居林先生今年年过70,半年前陆续拔出了口
内多个牙齿,后来在医院制作了一副活动假牙佩
戴。佩戴3个月后,林先生始终觉得使用活动假牙
咬食物使不上力,并且假牙总是在口腔内移动,大
大影响了进食的效率;同时上排假牙有一大块金属
板,佩戴时总觉得异物感很强烈。为此林老先生前
后多次去过医院复诊,让医生对假牙进行调整,但
改善颇微。这时林老先生从朋友那儿听说了种植
牙这种新型假牙,了解到一些种植牙的优点,例如
咬东西"给力"、方便不用脱卸、美观等,很是心动,
但同时也听说种植牙较多在中青年人群中被使用,
不免有些担忧自己是否会因为年龄被限制了这种
修复方式。那老年人究竟可以做种植牙吗?

原则上来说,只要老年人全身条件良好,能够
耐受种植手术,就可以结合口腔内实际情况酌情选
择种植修复。这里就要提到一些老年疾病对种植
手术的影响,例如常见的高血压、糖尿病、心血管疾

病、血液系统疾病等。对于这些疾病的控制要求基本上是参考拔牙手术的适应证,也就是说只要该老年人可以耐受拔牙,那基本上也就可以耐受种植手术。另外,在全身情况许可的条件下就要评估老年人口腔内的软硬组织条件是否达到种植的最低要求。这里主要考虑的是拔牙以后的区域是否有足够的骨量和骨密度。这一点就需要老年患者前往医院,经过医生的临床检查和摄片检查后才能得到一个评估。

老年人的种植修复形式也是多种多样的,可以是固定修复,也可以是固定活动联合修复。固定修复就是假牙完全固定在口腔内,无须摘戴,这种修复当然既美观,又具有很好的咀嚼功能。但固定种植对于患者口腔内骨组织条件要求较高,而老年人往往骨质较疏松,或长期缺牙后导致骨萎缩明显,这种情况下老年人可能更适合固定活动联合修复,简单地说就是利用数个种植牙来起到一个定点固定作用,然后有一副活动假牙依附于种植牙上,这样的修复较普通的活动假牙来说假牙在咀嚼食物时不容易移位,并且也不需要大面积的活动托板来支撑,可减少患者佩戴的异物感。

在这里也需要提醒一下各位老年患者,种植修复的口腔卫生维护尤为重要,对假牙使用的寿命起到关键作用。应采用正确的刷牙方法,建议使用软毛的牙刷和适当的刷牙力度,使用电动牙刷也是可以的。可适当配合漱口水来减少口内微生物数量,饭后漱口能清除食物残渣以及疏松的软垢。还可以使用一些特殊的工具加强口腔卫生维护,例如牙缝刷、冲牙器、牙线等,这些器具的主要作用是加强清洁牙齿间的相邻位置,这些地方是牙刷可能无法完全覆盖的区域。而定期前往医院就诊可以及时发现种植体有无松动、种植体周围是否存在炎症,及时干预治疗有利于种植体的长期稳定性。因此老年人在身体条件允许的情况下,经由医生诊治后,如口腔条件满足种植假牙修复方案,则可以进行种植牙治疗,并且积极维护口腔卫生来延长种植牙的寿命。

7.12 老年人使用的活动假牙晚上需要取下吗?

朋友的爷爷张伯伯不久前在牙防所制作了一副活动假牙,佩戴数月后已逐渐适应。但张伯伯的老伴近日却发现,以往每天晚上张伯伯都会将假牙取下浸泡于水中,但这一周来却都佩戴着假牙入睡。她原本以为是张伯伯忘记摘下了,但她提醒张伯伯后却发现这是张伯伯自己刻意为之。原因是张伯伯听周围的老朋友们说活动假牙晚上摘下不好,牙床容易变形,时间长了假牙就会不合适,不能佩戴了。张伯伯老伴多次劝说他应该听医生的话,晚上摘下再睡,但张伯伯执意不听,为此两人还闹了好几天不愉快。老年人使用的活动假牙晚上究竟需不需要取下呢?

回答是需要的。活动假牙在长期不使用和夜间睡眠时都需要取下浸泡于冷水中。取下后使用软毛牙刷轻轻洗刷,将假牙中的食物残渣碎屑加以去除,浸泡在水中可适当加用假牙清洁片,加强清洁作用。那像张伯伯从老朋友那里听来的说法为什么不正确呢?因为白天使用假牙时是利用假牙上的装置来半固定于口内剩余的真牙上,同时通过假牙的塑料或金属托板来将咀嚼力量传递到牙床上。因此疲劳了一天的牙床黏膜和真牙需要得到休息,当晚上取下假牙后,

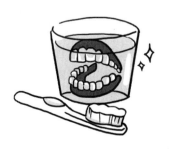

白天被压迫的牙床黏膜得以恢复弹性，被固定所用的真牙得到放松。若长期佩戴，不摘下活动假牙，会导致口内剩余软硬组织负担过重，过早发生损伤，这从另一个角度来说也减少了假牙的使用寿命。

此外，当有些活动假牙体积较小，老年人晚上睡着后如果假牙发生移位，则容易引起误吞，卡到喉咙，甚至插入气管，深入到肺部或进入食道和胃部；如果有些假牙上携带着一些金属挂钩等，容易刺伤口腔黏膜导致溃疡，或发生刺伤、刺穿气管食管等严重的后果。同时脱下假牙后建议对假牙进行清洁。假牙若未得到有效的清洁容易滋生细菌，既影响口内剩余牙齿的健康，又易造成口内黏膜的炎症。剩余牙齿由于未能及时清理周围的软垢和牙石，从而诱发龋病及牙周炎的发生。而口内黏膜如果沾染假牙上的细菌，容易形成义齿型口炎，表现为口腔黏膜呈现亮红色，可伴有黄白色假膜，佩戴者自觉口干、口腔灼痛感等。由此可见，晚上睡前脱去假牙并进行清洁是很有必要的，这样既能让口腔内的组织得到休息，又能有利于老年人口腔健康的维护。

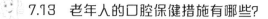

7.13 老年人的口腔保健措施有哪些?

有不少老年人认为"老掉牙"是一种正常的老龄化现象,随着年龄的增大,牙齿逐渐出现松动、脱落、缺损等都属于正常的变老表现。毕竟牙齿使用了那么多年,哪有完全不出问题的呀,就和人身体上的其他器官一样都会老化。这种说法固然有正确的一面,但是从另一角度来看,如果一味地放任牙齿出现各种病症而不进行干预,则会减少牙齿的寿命。我们都听过"牙口好、胃口好、身体棒"这个广告词,虽说只是广告,但是牙齿与老年人的进食质量息息相关,从而可能会进一步影响到老年人的生活质量。那老年人可以从哪些方面来进行口腔保健呢?

首先,口腔保健意识的培养。老年人应该注重口腔定期检查随访和自我口腔保健措施。通过每半年或一年前往医院进行口腔检查,及时发现口内牙齿有无蛀坏、松动、折裂等,努力保存能治疗的每颗牙,切忌轻易拔除。老年人牙齿容易出现脱落并非和年龄呈正相关,而是由牙周炎这种疾病引起的。老年人牙周炎的表现可有牙齿表面有软垢、块状牙结石,牙龈红肿、刷牙容易出血,口臭,牙齿松动,牙根暴露,咬物无力等。因此老年人应该重视口腔内不适症状,及早前往医院进行干预。

其次,老年人应重视拔牙后缺牙的修复。许多老年人认为等牙齿全部脱落或拔除后再一起镶牙更划算,其实这样的想法是不合理的。因为缺牙后未及时修复容易造成拔牙周围的牙齿发生移位,增加了日后修复的难度;同时缺牙影响咀嚼功能的发挥,容易造成老年人偏侧咀嚼的习惯,加重该侧牙齿的磨损程度。而且等牙都掉光后再镶牙时,往往因为长期缺牙而发生牙床萎缩,影响镶牙后假牙的使用效果。

另外,老年人应该对口内一些特有的变化提高警惕,例如口腔内突然出现了一块白色的斑块,虽然不一定有疼痛的感觉,但是如果长时间不退去,应及时前往医院进行口腔癌症排查,酌情采取干预措施。相似的情况还有口腔内有长期不能自愈的溃疡、口腔黏膜上出现红色斑点斑块、口腔内出现肿物并伴有淋巴结肿大、口腔或颈部出现不明原因的疼痛或麻木等。出现这些问题时应及时就医进行检查,可酌情对局部病变进行切取化验。总而言之,老年人应对自己口腔内的不适症状或不明原因的变化多留一个心眼,做到有病早治,无病早防。

7.14　老年人发生牙齿松动只是老年病吗?

　　最近小王去奶奶家看望她时带了奶奶平时最爱吃的开心果和猪肉脯,谁知奶奶愁眉苦脸地对小王说:"最近牙晃动得厉害,咬不动这些东西啦,吃了几天消炎药也没有什么用。"小王于是劝说奶奶去医院检查一下,可是奶奶嫌麻烦并且对小王说:"老年人的牙齿都会松动的,说不定过一段时候就好了,松到一定程度自己也会掉下来的,不用去医院。"那究竟小王奶奶的这个说法是正确的吗? 老年人发生牙齿松动真的只是老年病吗?

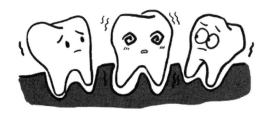

　　其实无论处于哪个年龄阶段,牙齿发生松动一般都是有原因可循的,而其中最常见的就是"牙周炎"这种疾病。什么是牙周? 什么又是牙周炎呢?

我们的牙齿就好比是一棵树,树的周围是有土壤包绕的,这种土壤在专业术语中叫作牙槽骨,也就是我们老百姓通常所说的牙床。如果树木周围的土壤发生水土流失,那树根部就会发生松动。同样的道理,如果我们牙齿周围的牙槽骨发生减少,那牙齿就会逐渐出现松动。牙槽骨发生吸收的主要原因是因为周围存在炎症,这就是牙周炎。牙齿周围炎症产生的原因主要与人们的口腔卫生有关,老年人若没有定期对口腔检查清洁,则容易在口内留有较多的牙垢,若有长期抽烟的习惯,则还会带有大量烟斑,这些都是细菌极易附着的位置。同时老年人发生牙龈萎缩或缺牙未及时修复时,常伴有口腔内多处的食物嵌塞,这些部位如果未得到及时清洁,则也容易发生牙周病。同时牙周炎与一些老年性的系统疾病有关,老年人若患有糖尿病、骨质疏松等则更易患牙周炎。相对的,如果老年人将这些全身性疾病加以治疗,则对牙周疾病的控制是有帮助的。

那是不是只要去医院就诊几次就能彻底治疗好牙周炎了呢? 回答是否定的。牙周炎是累及全口牙齿的一种口腔疾病,并且受到自身口腔卫生维护和系统疾病控制的影响,并非是一朝一夕就可以治愈的病症。老年患者的治疗原则倾向于创伤小的保守治疗,以非手术治疗为主,包括全口洗牙治疗,采用正确的刷牙方法来控制牙菌斑,也可以使用一些辅助工具例如牙缝刷、电动牙刷等;若佩戴活动假牙,应注意对口内剩余真牙的保护和清洁,若出现牙齿松动度变大、牙龈肿痛等牙周炎加重症状应及时就诊;佩戴固定假牙或种植假牙的老年人应做到定期随访,及时在临床就诊中完成对口内假牙的维护和调整。因此对于牙周炎而言,日常的维护与医生治疗同样重要,老年人应注重牙周炎的控制,不应放任牙齿松动至最终脱落。

7.15 老年人糖尿病对口腔健康有影响吗?

张阿婆 10 年前体检时查出有糖尿病,开始的几年每隔几个月就要去医院复查血糖并调整药物。近年来张阿婆因忙着带孙子,去医院复诊的次数逐渐减少,有时候一忙起来自己的降血糖药也会忘了吃。由于自觉身体没有什么不适的反应,因此也就大意了起来。半年前起张阿婆经常感觉刷牙时牙龈出血,咬东西使不上力,有时口内还会有异味。前往医院就诊后被告知是得了"牙周炎",当医生得知张阿婆有糖尿病病史后建议进行血糖化验,结果测得空腹血糖高达 9.0 mmol/L。医生建议张阿婆在进行牙周治疗的基础上要控制血糖,这样才能事半功倍,张阿婆这才知道原来糖尿病也会影响口腔健康。

糖尿病是以高血糖为特征的代谢性全身系统疾病,常见于中老年人,是一种需要长期用药和饮食控制的慢性病。我们一般提到糖尿病的症状时,多数人会首先想到"三多一少",分别是"多饮、多尿、多食和体重减轻",但其实糖尿病并不是一种只影响单一器官的疾病,往往在人的全身各部位均有表现,而在口腔中常表现为牙周炎,这已被一些学者认为是糖尿病的第 6 种并发症。口腔内牙周炎的表现可以包括牙龈红肿化脓、牙齿松动、牙根暴露敏感、口腔内口臭等。这些症状可以在一个牙齿上发生,也可以广泛发生于口内多个牙齿上,而在具有糖尿病的人群中这些牙周组织发炎的症状会表现得更严重。

糖尿病与牙周炎存在着双向关系,两者互为发病的高危因素,也就是糖尿病患者血糖未得到控制时会增加牙周病的患病率,且影响牙周常规治疗的效果。反过来,血糖得到控制后,患者牙周炎的症状会得到明显改善,其对牙周炎的口腔治疗也能产生较好的反应。老年糖尿病患者在治疗牙周炎的时候首先要控制血糖,对已将血糖控制且全身情况许可的条件下,积极进行对症的牙周基础治疗和控制菌斑的健康教育,必要时可酌情配合局部手术治疗。老年患者就诊前应正常进食并按规律服用降糖药,并且及时告知医生自己的糖尿病病史。在常规牙周治疗中,可能会需要配合服用抗生素,以减少感染的发生。除了临床治疗外,老年患者应提高自我口腔卫生意识,运用牙缝刷、牙线、冲牙器等辅助工具来加强菌斑控制,同时保证定期复查,巩固牙周病治疗。

7.1B 老年人应等到牙齿掉光再镶牙吗?

老李在前两天的老同学聚会上遇到了一些许久不见面的朋友,吃饭期间老李发现老同学贾某许多菜都不吃,出声询问原因后才知道贾某口内后方的大槽牙都已有不少缺失,因此吃东西很是不方便。老李问道:"为什么不去医院安装假牙呢?"贾某回答:"还没掉的几个牙也不是很好,索性等一起掉光了再镶,否则现在镶了到时候又有牙齿掉落还得再重新镶,不合算。"然后老李发现像同学贾某这样想法的老年人周围有不少,那究竟对于老年人来说牙齿脱落后应该立即就装假牙,还是等掉光了再镶呢? 是各有利弊吗?

老年人口腔内牙齿脱落后会对咀嚼功能、美观都产生巨大的影响。在咀嚼功能上,如果缺失牙分别位于上下后牙床,那很有可能会导致口内多处的咀嚼功能丧失,或是造成老年人只使用未缺牙的一侧进食,加速这一侧牙列的磨损,并且引起缺牙周围牙齿的松动移位、食物嵌塞等。如果缺失的是前面的牙齿,则会对老年人的外貌产生直接影响,造成面部苍老、瘪嘴等面容。因此及时修复缺失牙对于口腔健康有着至关重要的作用,一味地等待牙齿掉光或一并拔出再做修复的观念应被纠正。

老年人的牙齿到了一定年龄,多少会出现需要修补的问题,建议老年人应尽可能保留口腔内剩余的牙齿。保留自己的天然牙齿有不少好处,有因为首先剩余的牙齿不但自身具有咀嚼功能,同时还能帮助假牙的固定和倚靠。老年人常使用活动假牙这种修复方式,那就需要将活动假牙固位在口腔内剩余的天然牙齿上,才能更好地发挥作用。如果牙齿都拔光了,势必会影响到假牙使用的稳定性和咀

嚼食物的能力。同时还有一点很重要，就是保留了
自己天然的牙齿就等于保住了牙齿周围的牙床组
织，这对于今后镶牙后的效果至关重要。牙床的高
度和宽度决定了是否可以做种植牙，或者活动假牙
的吸力是否好。同时有些牙齿虽然已有蛀坏和缺
损，但并不一定表示需要拔除，通过齿科材料的修
复有些牙可以被保留下来，大大增加了牙齿的寿
命，让它在口腔中为老年人日后的镶牙做准备。因
此老年人并不应该等到牙齿全部掉光后再镶牙，因
为不及时镶牙会加速剩余牙齿的磨损，也不应该图
省力而轻易地把能保留的牙齿全部拔掉做全口假
牙，这些都是得不偿失的做法。

7.17 老年人安装假牙前需要完成哪些准备工作?

最近小李的外公陆续拔掉了几个牙齿，由于拔
掉的是后方的大槽牙，因此吃东西尤其不方便，甚
为苦恼，于是便在拔牙后 2 周前往医院，要求进行
假牙安装。经检查后，医生告诉小李外公由于拔牙
创口还未愈合，一般需要 3～6 个月的时间才能进
行假牙修复，并且还指出修复假牙前对于口内剩余

的个别有问题的牙齿要进行治疗,还要洗牙等,假牙安装前是有许多准备工作的。于是小李外公按照医生的指示开始逐一进行治疗。老年人拔牙后假牙安装前的准备事项是因人因牙而异的,比较妥当的方式是在拔牙后伤口愈合阶段先前往医院制定假牙修复方案,而后根据医生医嘱要求完成各项准备工作,包括可能需要的拔牙、补牙、洁牙、口腔内软硬组织外科手术等修复前准备。

为什么说在安装假牙前前往医院制定诊疗计划很重要呢? 有些老年患者会希望可以安装固定假牙,例如烤瓷牙、种植牙等,但这些修复形式对于缺牙周围牙齿的要求比较高,如果周围牙齿松动明显或缺损较大,或者老年人牙床条件较差,都有可能达不到老年患者最初自己首选的修复想法。这些条件的把控基本需要依靠医生的临床判断,而不同的修复方案的术前准备也是不一样的。在拔牙创口愈合期间订下方案、完成准备工作,是比较合理和省时间的,毕竟老年人本来牙口条件就不如青年人,又因大量缺牙后进食更不方便,因此在拔牙后尽可能地减少缺牙时间对于老年人来说至关重要。

那大致的准备工作有哪些方面呢? 首先是对

老年人口内无保留价值的牙齿进行评估和拔除。因为有些坏牙虽然现在不疼,但很有可能短期内会有问题出现,解决这些隐患是为了让安装的假牙不会因为之后短时间内的口腔变化而出现重做的可能。其次是对需要保留但已有病损的患牙进行治疗,治疗项目中可包括补牙、牙神经治疗、洗牙等。通过这些手段让更多的牙齿得以加固,为假牙提供一个更好的依靠平台。有些老年人拔牙后在拔牙创口处容易产生骨刺、骨突,有些骨刺可能会随着伤口愈合而逐渐钝化,有些则需要进行一些外科小手术来磨除,因为这些骨刺不但会造成老年人进食时疼痛,还会影响伤口愈合和后续的假牙安放。因此老年人拔牙后需等待 3～6 个月进行正式的假牙修复,在这之前可以像小李外公一样前往医院制定修复计划和进行修复准备。如果老年人拔除的是前面门面的牙齿,也可以在制作正式假牙前先安装临时假牙恢复面容外貌。

7.18 活动假牙佩戴后为什么会出现疼痛?

王阿婆和赵阿婆是小区内一起早锻炼的一对

老伙伴,前不久两人相继在区牙防所同一个医生那里进行了活动假牙的修复。两位阿婆安装假牙后,王阿婆前往医院进行过一次调整后很快就适应了假牙,但赵阿婆却折腾了很久。原来赵阿婆戴入假牙后出现疼痛的现象,甚至还出现了多处溃疡,咬东西也有不适感,经过医生多次调改后才开始逐步缓解。对此赵阿婆向王阿婆诉苦说:"怎么同一个医生做的假牙差那么多呢? 为什么你一点都不疼,我却疼了那么久?"像赵阿婆这样活动假牙佩戴后出现疼痛是正常的吗?

活动假牙是老年人假牙修复最常见的形式,假牙的构成中包括塑胶或金属托板、金属挂钩、塑料假牙等。同时活动假牙顾名思义就是可能在口内发生活动的假牙,这些部件在口腔内可能会对牙床、牙齿都产生摩擦,这就是可能会出现疼痛的原因。那假牙佩戴后几天就出现疼痛时是应该及时就医,还是靠老年人自己忍一忍就能适应的呢?

多数的老年患者初戴活动假牙后都会出现一些不适,而疼痛是最常见的一种现象,这时及时调整假牙的一些部件是非常必要而且有效的。常见的情况可能有假牙上的托板边缘过长,金属挂钩卡得太紧,左右两侧咀嚼力量不均匀等。老年患者应在初戴假牙后1～2周进行复诊,让医生检查口腔内对应情况后对这些问题进行调整。如果不进行调整、一味地忍耐疼痛,可能会对牙床和牙齿造成不可逆的损伤。

那有哪些措施是老年人可以采用的适应假牙方法?当假牙初步调整稳定后,在使用过程中随着进食咀嚼功能的加强,可能会再次产生一些疼痛。这就需要老年患者在最初佩戴假牙的一段时间内逐渐增加佩戴时间,让牙床有一个适应的过程。因为有些老年人的牙床黏膜比较薄、弹性不足,容易产生压痛。逐渐佩戴假牙后,牙床黏膜质地会逐渐变得厚实一些,以此抵抗外界的咀嚼力量。另外,对于口腔内有局部小骨刺的老年患者,可每天在洗净手以后,用指腹的力量按摩骨刺,使其变得平滑,这样就可以减少局部的假牙压痛现象。老年人还可以在每天睡前或晚上不再进食后将假牙取下,浸泡于冷水中,让口腔内的软硬组织得到充分的休息,使被压了一整天的黏膜得到缓解,被用来起固定假牙作用的真牙也得到放松,这样第二天继续佩戴假牙时这些软硬组织才能更好地起到固位支持作用。

7.19 活动假牙只要没有折断或破损就一直不需要更换吗?

老李和老何晨练时在讨论自己嘴里活动假牙的寿命,老李说他的假牙 15 年没换了,一直用得很好。老何说他已经换了 3 副假牙了,时间最长的一副大概用了 6 年。老李就问老何:"你是哪里做的假牙呀? 那么容易坏,质量太差了。"老何回答说:"并不是坏了才换的,就是用得时间长了,有些地方不太舒服所以才去换的,其中有一副是在原来的假牙上进行修理后继续佩戴的。"两人为了假牙究竟需不需要定期更换发生了争执。那究竟假牙在没有完全损坏的情况下需要更换吗? 是有寿命的吗?

由于活动假牙在使用过程中会出现正常磨耗,以及老年人口内牙齿、牙床组织情况逐年发生变化,因而多年前安装的假牙不可能一直处于最理想的功能状态。主要变化可能有以下几点:首先,老年人缺牙区的牙床每年都会发生变化,就好像身体其他部位的骨质随着年龄增大会发生疏松一样,牙床下的牙槽骨也会出现疏松和萎缩,这样一来原来与牙床黏膜紧贴的假牙就会与牙床间产生缝隙。

这种缝隙给患者带来的最直观的感受就是食物嵌塞现象增多,进食时假牙容易发生移动,吸力不再像以前一样好。其次,活动假牙上安装的人工牙齿一般是加强型树脂牙,也就是我们通常说的塑料牙,这种材质的硬度比真牙要低,这是考虑到老年患者牙床条件较差,不能承受过重的咀嚼力量。因此,塑料牙在使用过程中一定会发生磨耗,磨耗严重时会造成上下颌牙齿咬合不密合,在我们进食时不容易切碎食物。如果老年人使用的是全口活动假牙,塑料假牙磨耗过多时还会造成面部下方 1/3 距离缩短,面容显得苍老。而老年患者口内留有的真牙也会出现问题。如果这些安放假牙部件的真牙发生缺损、折裂、蛀坏等,都会造成假牙佩戴不适。

是不是一旦假牙出现不合适的情况都需要重新制作呢?其实有些比较简单的情况可以通过修改原有假牙来达到目的。例如假牙与牙床稍有不密合时,可以通过医生进行临床中的调整,进行"加衬"使其重新密合。而有些真牙出现问题,影响原有假牙安放时也可以通过治疗真牙,使其重新发挥作用。如果老年患者短期内又再次拔除了少量牙齿,也可以通过在原有假牙上增加几个塑料牙进行过渡性修复。总之,老年患者不应等到假牙用到完全损坏时才就医,而是应该定期检查调整,有不适及时就诊,这样才能充分发挥假牙的作用,给老年人的生活带来舒适和便利。

7.20 老年人口腔黏膜的哪些变化可能是癌前病变的表现?

老吴已有1周没有在小区晨练了,大家都在议论他是不是生病了。过了几天后老吴精神奕奕地又出现在晨练的空地上,于是大家纷纷围过去询问原因。老吴感慨说:"虚惊一场啊!本以为生了癌症了。"原来老吴前不久发现口腔内有一块白色的斑块,不痛不痒,但是怎么都消不掉,前往医院后医生给老吴做了一个"活检"检查,也就是"切一块肉去化验"。好在化验结果是一个良性的病变,老吴这才松了一口气。老吴告诫大家说:"老年人看到身体上有什么不对劲的东西,一定要早点儿去医院检查,免得耽误病情,千万不能讳疾忌医。"那老年人口腔内有哪些特征是癌前病变呢?

癌前病变顾名思义是指还不是确诊的癌,而是具有一定癌变倾向的病变。也就是说有些病损如果不去干预、任由发展,就有可能变成真正的癌;反之如果及时处理了,也就杜绝了转化成癌的可能性。所以对于老年人来说,认识一些可能的癌前病变尤其重要。

口腔内被学术上广泛认可的癌前病变主要有白斑和红斑,另外一些口腔扁平苔藓、盘状红斑狼疮、口腔黏膜下纤维化等也有被部分学者报道具有一定的癌变可能。口腔白斑是一块不能被擦去、长期不愈的病损,可以像一块斑块,也可以是颗粒样、疣状、溃疡等形态,可以有疼痛的感觉。口腔内出现白斑的原因可能与以下几点有关:患者有吸烟饮酒史,喜食烫食、辛辣食品,嚼槟榔等,还可能与局部口腔内刺激有关,包括牙体尖锐边缘的长期摩擦、假牙不适当的摩擦等。老年患者若发现口内有原因不明又不能被擦去的白色病损出现时,可前往医院进行检查。通常医生会建议首先去除局部刺激因素和不良习惯,可局部使用维生素软膏或口服维生素,并进行随访观察数月。若白斑仍存在,可依靠活体组织检查后进行病理组织学诊断才能确诊。被确诊为白斑的老年患者不必太过紧张,若能积极配合医生的治疗,并坚持定期复查,则能有效地控制病损癌变的可能,必要时也可以进行手术切除。红斑与白斑相似,只是病损的颜色可呈现红色或红白间杂。红斑与白斑相比,癌变的可能性更大一些,因而建议老年患者尽早就诊,早期手术切除。对于口腔内的癌前病变老年人应留一个心眼,如发现可疑的病损应及时就诊、确诊。及时的干预措施能够有效地控制病变,使疾病给老年人生活带来的伤害最小化。

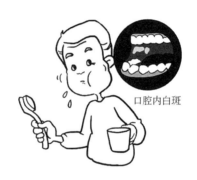

口腔内白斑

8 孕期

8.1 怀孕期间出现牙龈红肿增生是怎么回事?

有的准妈妈怀孕以后牙龈常出血,甚至有时候一觉醒来,嘴巴里总觉得有血腥味,但平时却又毫无痛觉;有的准妈妈则会出现全口牙龈水肿,牙齿间的牙龈乳头部还可能有紫红色、蘑菇样的增生物,只要轻轻一碰,脆软的牙龈就会破裂出血,出血量也较多,且难以止住。那么这种怀孕期间出现的牙龈红肿增生到底是怎么回事呢?

出现上述症状的患者一般在妊娠前即有程度不一的龈缘炎,从怀孕2～3个月后开始出现明显症状,至8个月时达到高峰。分娩后约2个月时,龈炎可大部消退至怀孕前水平。

妊娠性龈炎可发生于个别牙或全口牙龈,以牙龈乳头处最明显,前牙区重于后牙区。其主要特点为牙龈鲜红或暗红,极度松软光亮,轻触之即出血,有时甚至自动出血，所以出血常为患者就诊时的主诉症状。一般无疼痛，但重症者龈缘可有溃疡和假膜形成，有轻度疼痛。牙龈可出现松动，龈沟加深。

从病因角度来说，内分泌改变是主要因素。发生妊娠性龈炎的原因主要是受雌激素、孕激素不平衡等因素影响，内分泌发生改变，使组织的新陈代谢受到影响，从而也改变了牙龈对菌斑的反应。口腔卫生状况良好，没有局部刺激存在，牙龈组织的炎症就会很轻或不发生。

而引起牙龈炎的直接原因就是细菌影响。细菌堆积在牙齿表面，形成牙菌斑块。如果这些细菌斑块不能及时清除，就会形成牙结石，从而导致牙周病。可能由于孕妇内分泌及免疫系统出现改变，使得口腔环境特别适合某些细菌如厌氧菌繁殖。当食物残渣存在时，细菌就会大量繁殖，引起牙龈发炎。所以怀孕前已经存在牙龈问题的女性怀孕后症状更易加重。

妊娠性龈炎重在预防，因为一旦患病，由于在孕期，出于对胎儿的考虑，有些检查和治疗手段会受到限制，而且疾病本身也可能会对胎儿造成不良影响。我国某些民间地区有"孕期不能刷牙"的习俗，这无疑会增加妊娠期龈炎的风险。虽然妊娠期激素水平的变化会促进妊娠期龈炎的发生，但患病的前提还是存在牙龈的感染和炎症，如果能够在怀孕前进行详细的牙周检查和必要的治疗，并且养成良好的口腔卫生习惯，妊娠性龈炎还是能够得到有效预防的。

8.2 怀孕期间可以拍 X 线片吗?

在临床诊疗过程中，医生除了常规的临床检查外，通常还需要借助影像学检查来辅助诊断以及鉴别诊断。但由于平时科普力度不足，普通百姓大多只知道 X 线片有辐射，并不是很清楚接受多少辐射时才会使身体产生不良反应。于是，备受关注的孕妇以及其家属大多采取完全拒绝的态度来对待影像学检查。那么，怀孕期间到底是否可以拍 X 线片呢?

根据美国放射学会、美国妇产科学院、美国食品药品监督管理局(FDA)的临床指导，绝大多数诊断性的放射性检查是不会造成胎儿伤害的。美国放射学会明确表示单次诊断性的 X 线检查的受照射剂量根本达不到能造成胚胎或者胎儿伤害的剂量。

从数据角度来说,人一年所受的辐射量换算成牙片的话可以拍 150 张以上,全景片的话可以拍 100 张左右。一般来说,诊断性检查不会造成胎儿的辐射伤害,尤其是辐射剂量小于 5 rad 时;拍摄一张普通牙片,被检查者皮肤接受的辐射剂量一般为 0.1 mrad。

怀孕早期,即胚胎着床前或器官发育期前(妊娠 1～14 d),胚胎不易受到游离辐射线伤害,且此阶段胚胎发育时期是属于"全或无"伤害现象,如果胎儿没有死亡,胎儿继续发育下去,先天异常发生概率与正常胚胎是一样的。

胚胎发育受到辐射伤害最敏感时期为受孕后 22 d,此时辐射剂量必须高于 20 rad 才有可能造成胚胎先天性异常的发生。如造成胎儿生长迟滞,辐射剂量必须为 25～40 rad;至于胎儿心智发育迟缓以及严重小脑症,最易受辐射伤害的发生时间通常是在胎儿发育 8～15 周,其次为妊娠 16 周后。

所以,胎儿只有受到高于 5 rad 的照射才可能出现健康问题,而尤以孕 8～25 周间最为敏感。5 rad 的剂量在通常的诊断性 X 线检查时根本不会使用到,除非钡灌肠、小肠连续成像或者放射性治疗时才有可能达到这样高的剂量。也就是说,普通

X线平片通常只会暴露胎儿于非常小的照射剂量。
而且通常孕期需要做X线检查时候,孕妇的腹部是
会用含有铅的防护衣保护起来的,进一步降低受照
剂量。

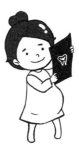

常规牙科X线检查是不会对
胎儿造成损伤的,所以如果孕期因
为疾病的原因,或者受到创伤确实
需要做X线检查且没有更佳替代
时,不需要因担心会造成胎儿危险
而拒绝检查。

 ## 8.3 怀孕期间可以使用药物吗?

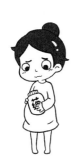

"90后"的小潘与丈夫结婚后不
久就怀上了小宝宝,一家人喜笑颜
开。小潘也被视为家中的掌上明珠,
一日三餐荤素搭配,另外每天早晚还
各加了一瓶牛奶。正在大家欢欣鼓
舞地准备着迎接家庭新成员到来的
时候,小潘却突然因为牙疼而寝食难
安。小潘和丈夫准备先吃药缓解疼痛,然后预约牙
医进行治疗。但小潘的婆婆却有不同的意见,婆婆

觉得怀孕期间不能吃药,不然会影响胎儿生长发育的。那么怀孕期间到底是否可以使用药物呢?

对妊娠期孕妇用药的药品安全性分类有好几种办法,其中 FDA 制订的标准涵义明确、科学客观,所以广为各国医生所接受。FDA 将药品的安全性分为 A、B、C、D、X 五类,有些药物有两个不同的危险度等级,一个是常用剂量的等级,另一个是超常剂量的等级。

A 级:在设对照组的药物研究中,在妊娠前 3 个月的妇女中未见到药物对胎儿产生危害的迹象(并且也没有在其后 6 个月具有危害性的证据),该类药物对胎儿的影响甚微。

B 级:在动物繁殖研究中(并未进行孕妇的对照研究),未见到药物对胎儿的不良影响。或在动物繁殖性研究中发现药物有不良反应,但这些不良反应并未在设对照的、妊娠前 3 个月的妇女中得到证实(也没有在其后 6 个月具有危害性的证据)。

C 级:动物研究证明药物对胎儿有危害性(致畸或胚胎死亡等),或尚无设对照的妊娠妇女研究,或尚未对妊娠妇女及动物进行研究。本类药物只有在权衡对孕妇的益处大于对胎儿的危害之后,方可使用。

D级：有明确证据显示，药物对人类胎儿有危害性，但尽管如此，孕妇用药后绝对有益（例如用该药物来挽救孕妇的生命，或治疗用其他较安全的药物无效的严重疾病）。

X级：对动物和人类的药物研究或人类用药的经验表明，药物对胎儿有危害，而且孕妇应用这类药物无益，因此禁用于妊娠或可能怀孕的患者。

由此可见，怀孕期间并不是"无药可吃"，但也不能凭经验随便吃。需要权衡利弊，当对孕妇的利大于对胎儿的弊时才可使用。一般建议遵从产科医生的用药指导，按时按量使用药物缓解症状，并及时预约口腔科医生针对病因进行诊治。

8.4 怀孕期间牙疼了应该怎么办？

俗话说"牙疼不是病，疼起来要人命"，小小的牙齿平时如果没有注意保护，一旦牙髓发炎疼痛起来常常会让人叫苦不迭。怀孕期间的准妈妈们由于特殊的身份，如果出现了牙疼的情况常会使得全家人都手足无措，似热锅上的蚂蚁般急得团团转。是吃药，是硬抗，还是用一些民间偏方？很多时候大家都会拿不定主意。那么怀孕期间牙疼了应该怎么办呢?

　　首先,来看一下怀孕期间牙痛的可能诱因。怀孕期间激素改变,可改变组织反应,口腔软组织容易发生炎症;常见的孕吐反应,可以使唾液 pH 值稍有下降,从而引起牙龈侧面的酸蚀与脱矿;饮食的摄取次数和数量均有增加,有的还会出现偏食情况;体力下降,身体活动减少,日常生活不规则而放松口腔卫生。这些种种诱因会使得一些怀孕之前已经存在的龋坏、牙周炎等慢性疾病进一步发展,甚至出现慢性炎症急性发作,从而导致疼痛。孕期出现牙疼没有及时治疗的话,轻则由于疼痛而影响正常生活,重则可能会影响到胎儿的正常发育,甚至出现早产或流产的情况。所以怀孕期间出现牙疼还请及时就医诊治。

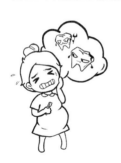

　　考虑到怀孕前 3 个月易出现流产而后 3 个月又易发生早产,这段时间内如果出现牙疼,需要请产科医生会诊,给予抗生素来缓解疼痛症状。怀孕期中间的 3 个月相对比较安全,这段时间内如果出现牙疼,则建议预约牙科医生进行必要的应急处理。

牙髓炎或根尖周炎是引起牙疼的常见原因,而这种牙疼通常又是由于牙髓腔内压力增高所引起的。所以常常用开髓引流术来缓解髓腔内压力,从而减轻疼痛症状。整个操作过程一般在局部麻醉下完成。口腔科医生通过专门的器械在牙齿表面钻一个直通髓腔的小孔,从而达到释放髓腔内压力、缓解疼痛的目的。

8.5 在备孕的时候需要进行哪些口腔科检查?

"好啦,可以起来了,牙齿'洗'好了。"张医生边说边给牙椅上的妻子除去一次性围兜。"谢天谢地,终于都结束了。"小潘从牙椅上坐起来,带有抱怨地说道,"为了备孕,你又让我拔牙,又让我洗牙,前前后后弄了快 3 个月。""口腔检查是备孕的必检项目呀。"张医生笑笑说,"你还算好,没有什么蛀牙,不然补牙也需要在怀孕前进行的。我可不希望你大着肚子跟我说你牙疼,如果那样才真叫麻烦呢。""是是是,医生大人。"小潘突然想到了什么似的,严肃地说道,"呀,我还有几个闺蜜最近也说准备要宝宝呢,我也要跟她们提醒一声,别忘了到医院进行一次全面的口腔检查。"张医生笑笑说:"这就对咯。"

临床上通常认为:在怀孕的前3个月和后3个月都是口腔检查治疗的谨慎期,尤其是孕后期的准妈妈很容易因为各种刺激导致宫缩,甚至是早产。所以为了最大限度地减少这种两难情况的发生,能做到的就是做好预防工作,未雨绸缪。一般来说,孕前的口腔科检查主要有这样几项。

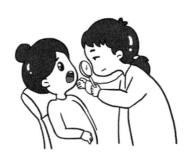

(1)牙周病科:牙龈炎和牙周炎。女性怀孕后,体内的雌激素水平会明显上升,易导致牙龈血管增生,血管通透性增高,从而诱发牙龈炎,出现牙龈肿胀、出血等症状,称作"妊娠期牙龈炎"。个别还会增生至肿瘤状,称"妊娠期牙龈瘤",严重时还会影响进食,容易导致孕妇生出早产儿及低体重儿。因此,如果孕前患有牙龈炎或牙周炎,一定要积极治愈后再备孕。

（2）牙体牙髓科：龋齿。孕前生理的改变和饮食习惯的变化，以及对口腔护理的疏忽，常常会加重龋齿病情的发展。一旦发展到急性牙髓炎或急性根尖炎，不但会给孕妇带来难以忍受的痛苦，而且服药不慎也会给胎儿造成不利影响。所以，怀孕前治愈蛀牙无论对自己、还是对小宝宝都是有好处的。

（3）口腔外科：阻生智齿和残根残冠。阻生智齿是指口腔中最后一颗磨牙，也称第三磨牙。由于部分智齿位置不正，难以正常萌出，牙体被牙龈覆盖，容易积留食物残渣，滋生细菌，引起急、慢性冠周炎，发生剧烈疼痛，甚至张口困难，影响进食和睡眠。近中阻生的智齿还很有可能引起前一颗牙齿的龋坏。为避免这些情况出现，孕前最好将阻生智齿拔除。